Fengler

Die einfachsten Knie-Übungen aller Zeiten

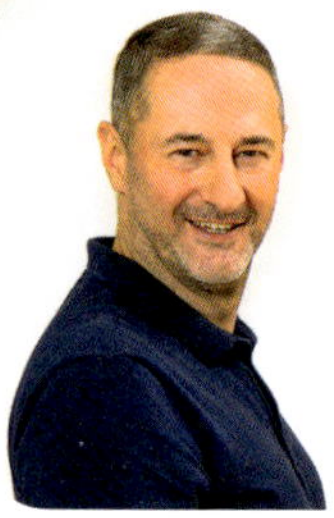

Arndt Fengler – selbst ernannter »Drückerkönig« – ist leidenschaftlicher Osteopath, Physiotherapeut sowie Lehrer für kinesiologisches Taping und Faszientherapie. In der Arbeit mit Menschen hat er seine Berufung gefunden und er gibt sein Wissen gerne in seinen Büchern und Fortbildungen weiter. Er arbeitet in eigener Praxis in Hannover und in der Schweiz.

Arndt Fengler

Die einfachsten Knie-Übungen aller Zeiten

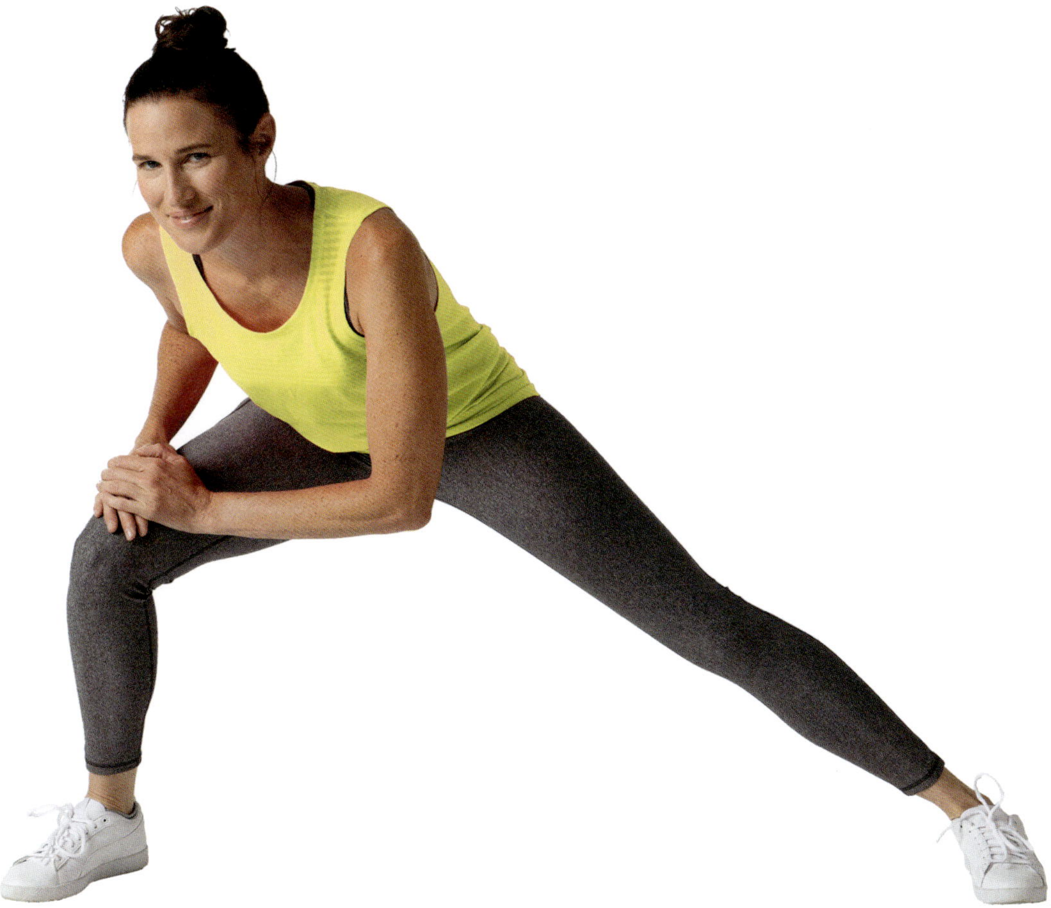

TRIAS

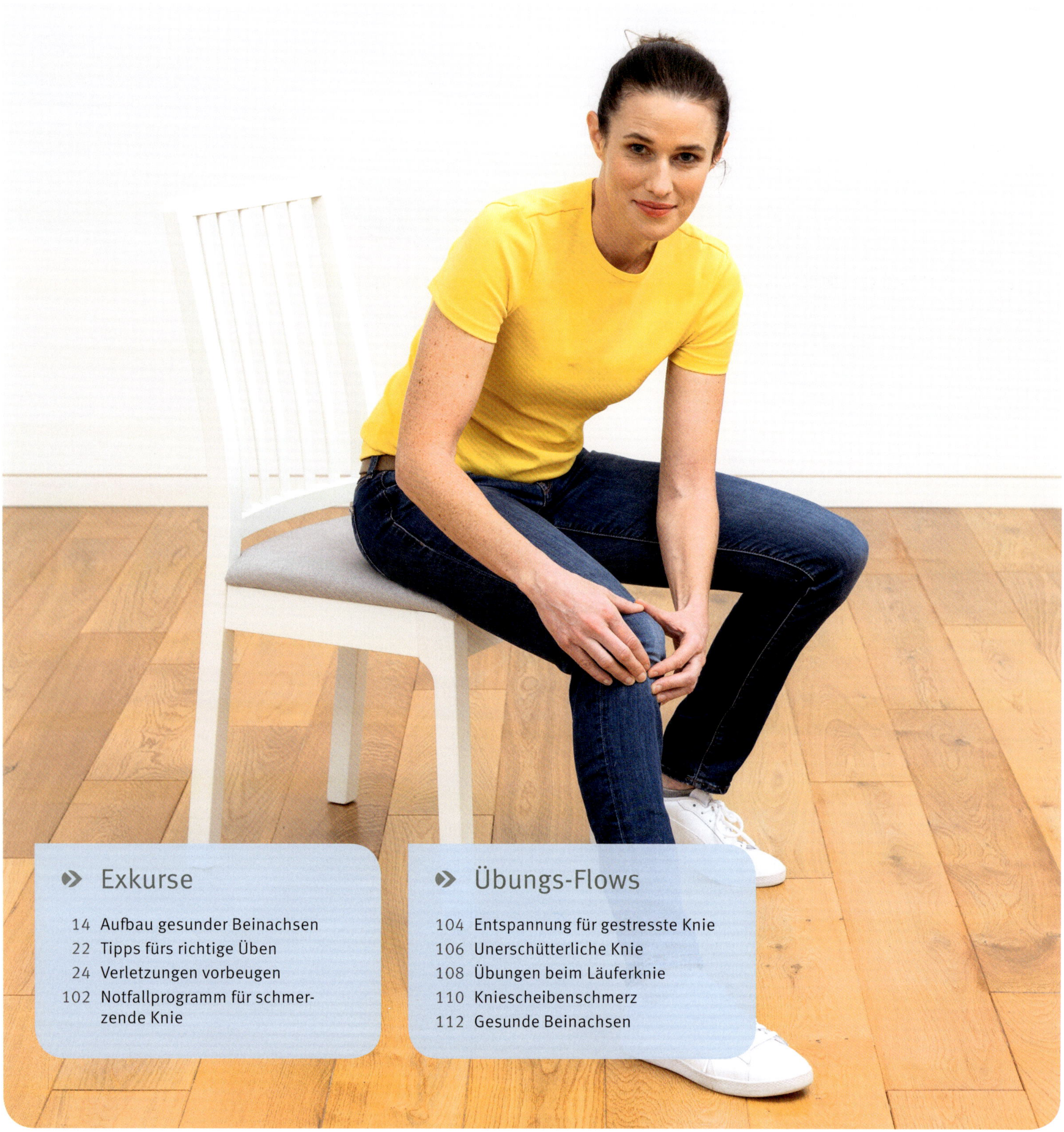

Exkurse

Übungs-Flows

6

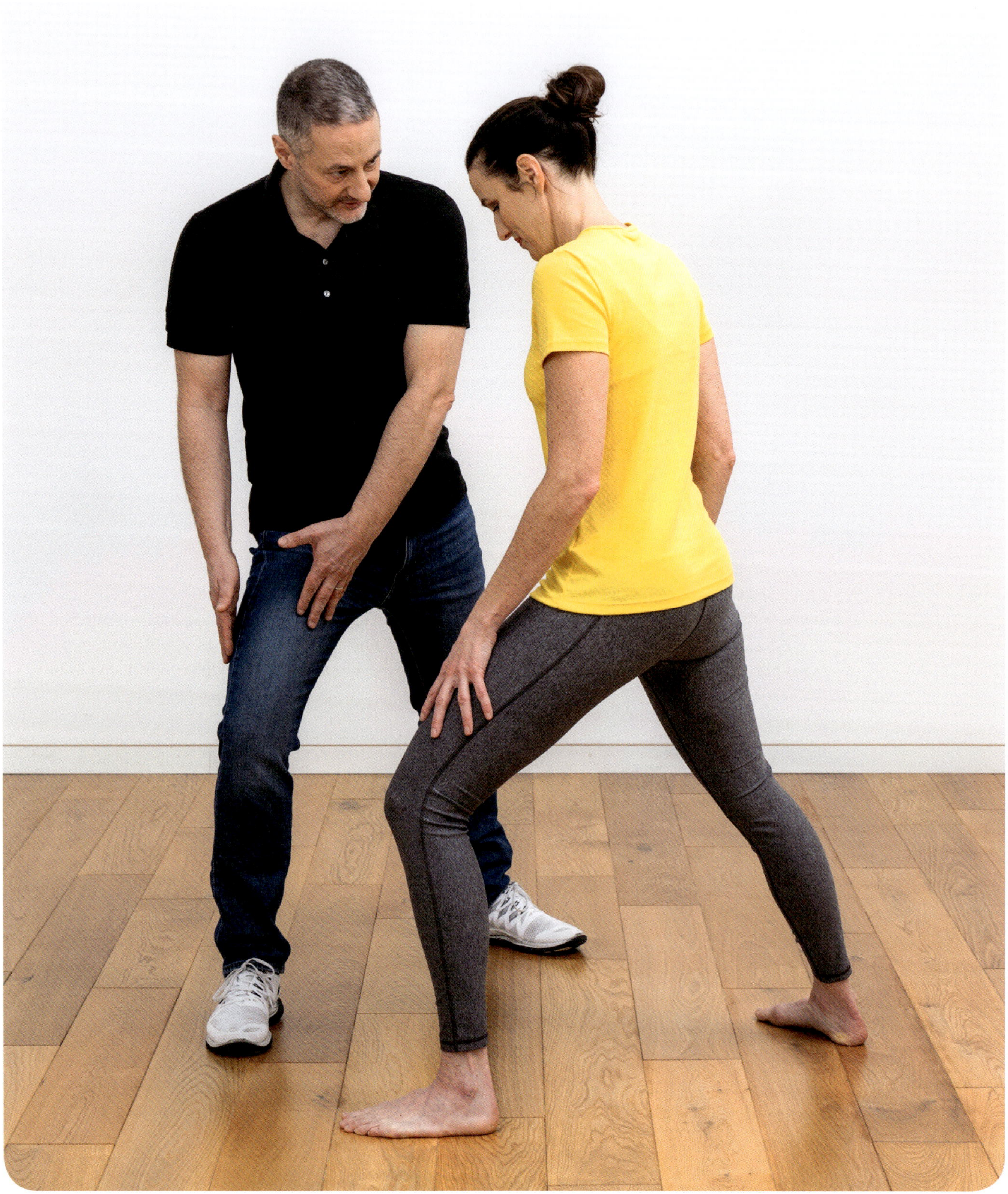

liebe leserinnen, liebe leser,

mit starken und gesunden Knien durch das Leben zu schreiten, Bewegungsfreude zu genießen und den Alltag schmerzfrei zu erleben, ist ein erstrebenswerter Zustand und er ist erreichbar. Selbst wenn Sie zu der großen Gruppe von Menschen gehören, deren Knie schon erste Verschleißerscheinungen zeigen oder Sie schon einmal eine Knieverletzung erlitten haben, dürfen Sie auf ein hohes Maß an Lebensqualität hoffen, wenn Sie Ihren Körper regelmäßig unterstützen. Es zeigt sich ganz deutlich, dass die bloße Anwesenheit von Kniearthrose überhaupt nicht zu Schmerzen führen muss und dass leidigen Knieverletzungen sehr gut vorgebeugt werden kann.

Das Gute: Der Aufwand ist oft kleiner, als man annimmt. Mit der richtigen Übungsauswahl und dem nötigen Schuss Durchhaltevermögen können Sie sehr viel erreichen. Und genau dabei soll dieses einfach gehaltene Buch Sie unterstützen! Nutzen Sie die grundlegenden Informationen, um Ihre Knie und deren Bedürfnisse besser zu verstehen, und wählen Sie dann mit Hilfe zahlreicher Tipps die Übungen aus, die genau zu Ihnen passen. Sie werden feststellen, dass der Alltag viele Gelegenheiten bietet, sich etwas Gutes zu tun, und dass viele der Übungen nicht nur Ihren Knien, sondern dem ganzen Körper auf die Sprünge helfen. Nutzen Sie die Glücksgefühle, die während eines Trainings freigesetzt werden, um sich immer wieder aufs Neue zu motivieren, und wachsen Sie mit diesem Buch über Ihre aktuellen Fähigkeiten hinaus. Sie und Ihre Knie können mehr, als Sie im Moment glauben, und es macht Spaß, herauszufinden, was alles möglich ist, wenn die Knie gut funktionieren.

Lassen Sie sich dazu inspirieren, regelmäßig in Ihre Kniegesundheit zu investieren! Es lohnt sich.

Dabei wünsche ich Ihnen viel Spaß und Erfolg,

Arndt Fengler

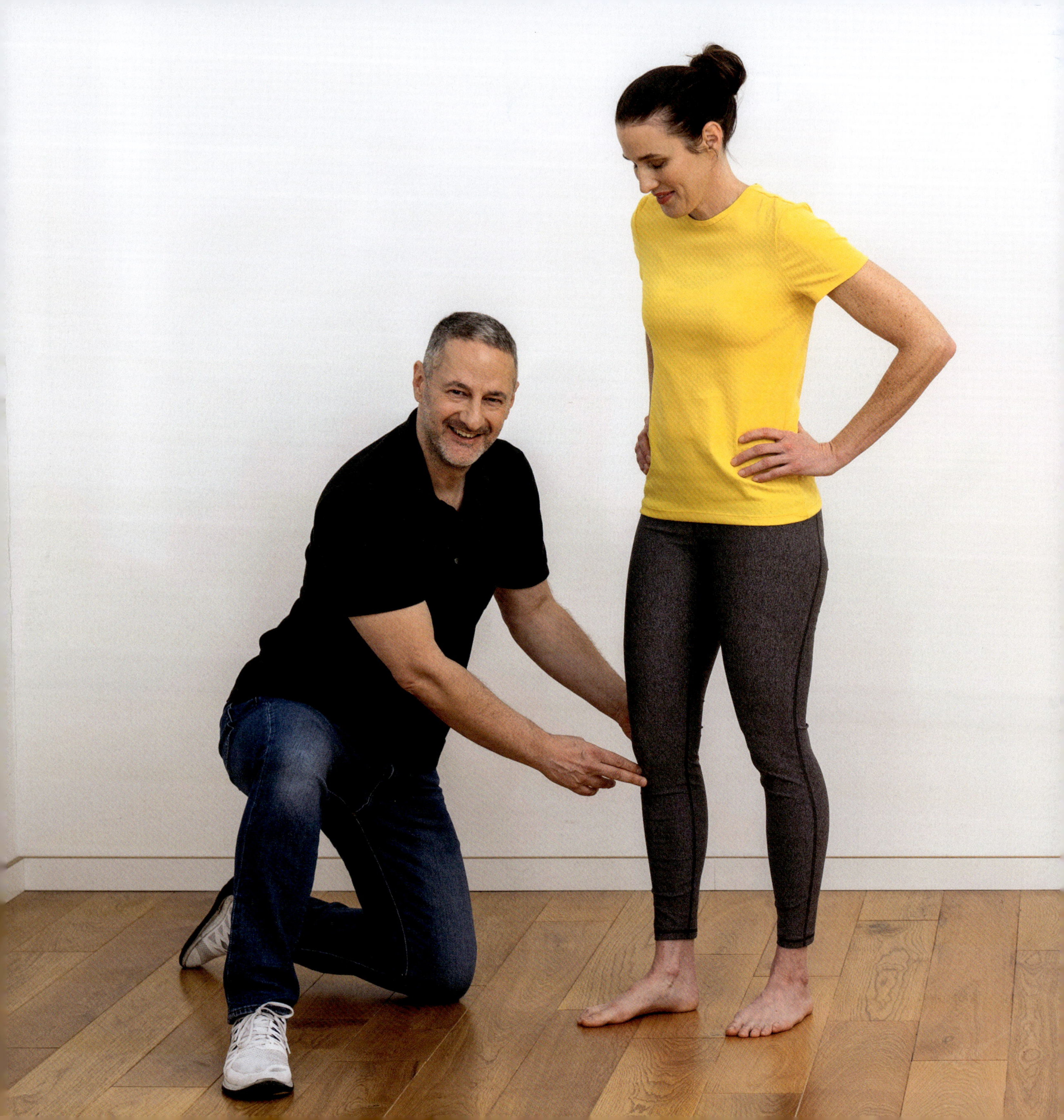

Mit den Knien durch dick und dünn

Unsere Knie leisten beeindruckende Dienste. Treu begleiten sie uns durch Höhen und Tiefen. Wenn wir sie gut kennen und pflegen, machen sie lebenslang einen tollen Job.

Was tun, wenn die Knie schmerzen?

Unseren Knien Aufmerksamkeit zu schenken, lohnt sich! Wer seine Knie kennt, kann sie pflegen und schützen. Tun sie einmal weh, ist es leichter, die Ursachen zu verstehen und wieder zu beseitigen.

Vielleicht kennen Sie die Redewendung, etwas sei »zum Niederknien«. In der Regel drücken wir damit eine sehr große Begeisterung für etwas oder jemanden aus. Der Kniefall ist eine Geste der Demut und der Verehrung. Er findet sich in Religion, Politik und bestimmten Gesellschaftskreisen. Die abgeschwächte Form, der sogenannte »Knicks«, ist auch heute noch zu sehen, wenn Menschen vermeintlich höhergestellten Persönlichkeiten begegnen. Heinrich IV. ließ sich in Canossa auf die Knie fallen, um den Papst um Vergebung zu bitten. Aus Liebe gingen unzählige Männer auf die Knie und baten um die Hand ihrer Liebsten. Auch als Zeichen von Solidarität oder politischem Protest lässt sich der einseitige Kniefall heute beobachten.

Unabhängig davon, ob Sie Ehrfurcht, Demut oder Liebe durch das Beugen der Knie zum Ausdruck bringen möchten, ist es für einen reibungslosen Alltag enorm wichtig, dass die Knie gut funktionieren. Wenn man die Kniegelenke betrachtet, wirken sie auf den ersten Blick sehr robust. Immerhin sind sie die größten Gelenke des menschlichen Körpers. Doch der Eindruck täuscht. Die Kniegelenke sind im Laufe unseres Lebens vielen Belastungen und Risiken ausgesetzt und wenn wir sie durch gezieltes Training nicht richtig unterstützen, können sie schnell zum Opfer von schmerzhaften Verletzungen oder unnötig frühem Verschleiß werden. Wenn Sie schon einmal einen Gipsverband am Bein tragen mussten oder unter einer Knieverletzung litten, wissen Sie, wie kompliziert der Tagesablauf wird, wenn ein Bein sich nicht mehr richtig beugen lässt. Viele aussichtsreiche Sportkarrieren finden mit einem Kreuzbandriss, der die häufigste Bandverletzung am Kniegelenk darstellt, ihr jähes Ende. Besonders ärgerlich: Studien zeigen, dass die Wahrscheinlichkeit eines solchen Schicksalsschlags reduziert werden kann. Der Schlüssel liegt in einem Training, das gezielt Schwächen beseitigt. Es verbessert Kraft, Beweglichkeit, Koordination und Ausdauer. Mit ihm lassen sich unsere wertvollen Knie schützen. Doch bevor wir damit starten, sollten wir noch einen genaueren Blick auf den Aufbau unserer Knie werfen.

Aufbau der Kniegelenke

Unsere Knie sind extrem wichtig für ein bewegungsorientiertes Leben. An fast allen Arten der körperlichen Fortbewegung sind sie beteiligt. Wenn wir gehen, laufen, schwimmen oder Rad fahren, leisten sie ihren Beitrag. Dabei werden sie teilweise mit einem Vielfachen unseres Körpergewichts belastet. Finden diese Bewegungen im gesunden Rahmen statt, stärken sie unsere Knie und bereiten sie auf noch größere Leistungen vor. Bewegung ist ein Lebenselixier für unsere Gelenke. Sie unterstützt die Versorgung mit Blut und Nährstoffen, hält die Gelenke beweglich und stärkt Muskeln, Bänder und Knorpel. Inzwischen weiß man, dass Bewegungsmangel ebenso häufig zum Verschleiß von Gelenken beiträgt wie Überlastungen und Verletzungen.

Am Aufbau des Kniegelenks beteiligen sich drei Knochen: der Oberschenkel (Femur), das Schienbein (Tibia) und die Kniescheibe (Patella). Die beiden großen Gelenkrollen des Schenkelknochens verbinden sich mit dem Schienbeinplateau zu einem Gelenk und die Patella nimmt Kontakt zum Femur auf. Die Knie lassen sich stark beugen, etwas überstrecken und sie erlauben kleine Drehungen in gebeugter Stellung. Die Berührungsflächen der Knochen sind mit kräftigem Knorpel überzogen. Er dient als Stoßdämpfer und idealerweise als gut geschmierte Gleitfläche für die Bewegung zwischen den Knochen. Um diese Funktionen auszuüben, muss er sich wie

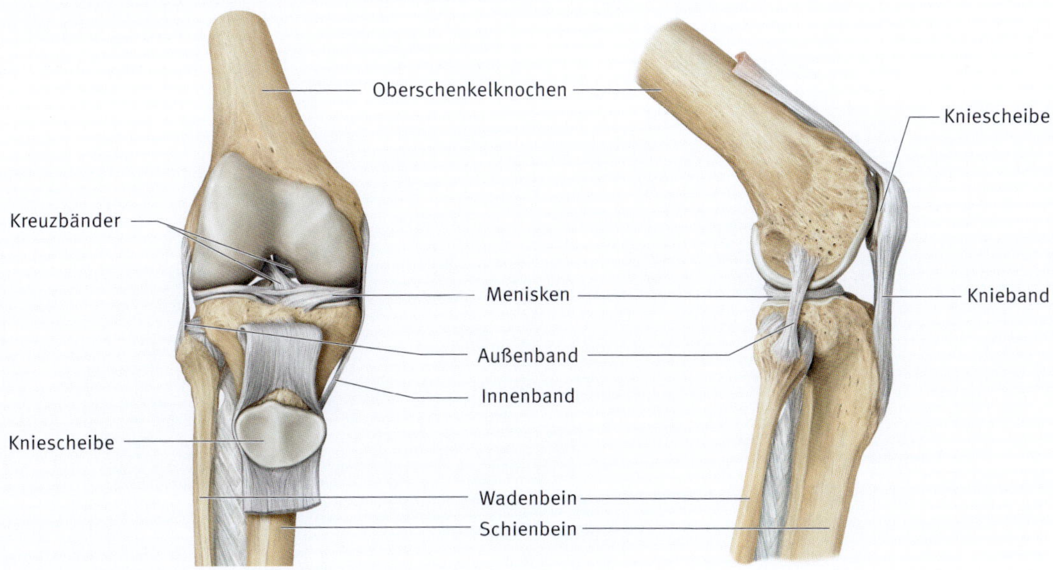

Rechtes Kniegelenk, Ansicht von vorne und der Seite.

nach: Schünke M, Schulte E, Schumacher U, PROMETHEUS LernAtlas der Anatomie. Allgemeine Anatomie und Bewegungssystem.Illustrationen von M. Voll und K. Wesker. 5. vollständig überarbeitete Aufl. Stuttgart: Thieme; 2018

ein Schwamm mit Flüssigkeit vollsaugen, was ihm nur dann gelingt, wenn wir uns regelmäßig bewegen.

Zwischen dem Oberschenkel und dem Schienbein liegen zwei halbmondförmige Knorpelscheiben, die sogenannten Menisken. Sie vergrößern die Kontaktfläche zwischen den beiden Knochen.

Das Kniegelenk wird durch eine Vielzahl von Bändern gesichert. Sie verhindern, dass sich die Knochen zu stark gegeneinander verschieben, und lenken so die Bewegungen in gesunde Bahnen.

Links und rechts des Kniegelenks haben wir die Seitenbänder. Sie verhindern ein Aufklappen der Knie in eine X- oder O-Bein-Richtung. Die wohl bekanntesten Bänder des Kniegelenks dürften die Kreuzbänder sein. Jeder sportbegeisterte Mensch hat wahrscheinlich schon mindestens einmal von ihnen gehört. Sie verhindern, dass sich Unter- und Oberschenkel nach vorne und hinten gegeneinander verschieben.

Der Riss des vorderen Kreuzbands ist die häufigste Bandverletzung am Kniegelenk. Und sie ist mit Sicherheit auch eine der schicksalsträchtigsten Miseren, die uns in einem Sportlerdasein treffen können. Viele Karrieren enden mit solch einer Verletzung oder werden zumindest auf eine harte Probe gestellt. So erging es Sami Khedira, der sich im November 2013 einen Riss des vorderen Kreuzbands und des Innenbands zuzog. Nach einer Operation und einem sehr intensiven und gewissenhaften Rehatraining konnte Khedira 2014 mit der Nationalelf den WM-Titel erringen. Solche Erfolgsgeschichten stellen

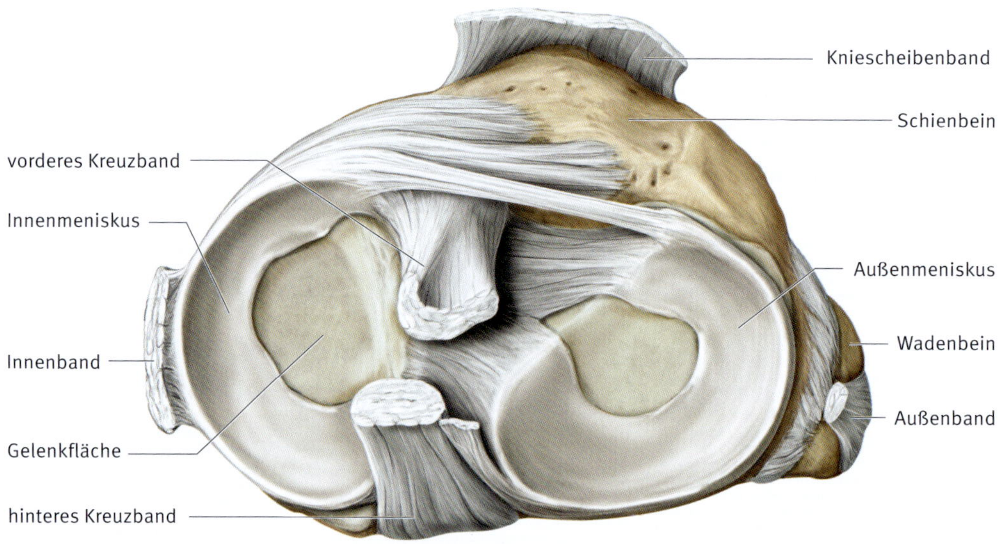

Rechtes Tibiaplateau mit aufliegenden Menisken.

nach: Schünke M, Schulte E, Schumacher U. PROMETHEUS LernAtlas der Anatomie. Allgemeine Anatomie und Bewegungssystem. Illustrationen von M. Voll und K. Wesker. 5. vollständig überarbeitete Aufl. Stuttgart: Thieme; 2018

jedoch eher eine Ausnahme dar. Lange Ausfallzeiten und erneute Verletzungen nach dem gefürchteten Kreuzbandriss sind die traurige Regel. Deshalb konzentriert man sich im Profi- und Amateursport darauf, diesem Schicksalsschlag vorzubeugen. Und das mit ermutigenden Ergebnissen! Es zeigt sich, dass die Verletzungsrate gesenkt werden kann.

Wichtig ist ein gezieltes Training der knieumgebenden Muskeln. Sind sie gut in Schuss, können sie die Knorpel und den Bandapparat der Knie schützen. Dafür braucht es Kraft, ein gutes Bewegungsgefühl (Koordination), Beweglichkeit und auch Ausdauer, denn die meisten Verletzungen finden zum Ende sportlicher Belastungen statt. Dann sind die Muskeln müde und können ihre Schutzfunktion nicht mehr ausreichend wahrnehmen.

Welche Muskeln sind am Kniegelenk wichtig?

Eine gut sichtbare Funktion unserer Muskeln ist die Bewegung. Wenn Sie nach etwas greifen, auf jemanden zugehen oder Ihren Körper anders positionieren möchten, benutzen Sie die bewegende Kraft Ihrer Muskeln. Neben dieser sehr anschaulichen Aufgabe verrichten die Muskeln aber auch noch »unsichtbare« Arbeiten. Neben den schon erwähnten Bändern sind sie enorm wichtig für die Stabilität unserer Gelenke. Durch ihren Verlauf können Muskeln bestimmte Bänder gezielt entlasten und schützen. Während die Bänder teils Monate benötigen, um durch Training stärker zu werden, reagieren unsere Muskeln sehr viel schneller. Denn wenn Sie Ihr Training starten, verbessert sich Ihr Körpergefühl und das führt dazu, dass es dem Körper leichter fällt, die Muskeln in größerem Maß zu aktivieren. So kann er in Notsituationen, wenn Sie zu stolpern oder umzuknicken drohen, blitzschnell Muskelkraft bereitstellen, die einen Sturz verhindert oder Bänder und Gelenke schützt.

Auf der Vorderseite der Beine liegt ein mächtiger Muskel. Er ist der größte des menschlichen Körpers. Es ist der vierköpfige Schenkelstrecker (M. quadriceps femoris). Er hat seinen Ursprung am vorderen Becken und dem Schenkelknochen und setzt mit seiner kräftigen Sehne am oberen Teil des Schienbeins an. Wie der Name schon vermuten lässt, streckt er das Kniegelenk. In seine Sehne ist die Kniescheibe eingebettet. Sie verbessert die Kraftentfaltung des Muskels, indem sie wie eine Umlenkrolle funktioniert.

Auf der Rückseite liegen Muskeln, die das Knie beugen. Auch sie sind vergleichsweise groß. Neben der Beugung unterstützen sie kleine Drehbewegungen im Kniegelenk. In gutem Trainingszustand können sie das vordere Kreuzband schützen. Deshalb wird ihnen in Schutzprogrammen für Sportler besondere Aufmerksamkeit geschenkt. Sie können diese Muskeln unter anderem mit der Übung »Zugbrücke« (Seite 100) trainieren.

Über die Außenseite der Knie zieht ein Teil der Oberschenkelfaszie hinweg, den man als Tractus iliotibialis bezeichnet. Er verbindet das Becken (Ilium) mit dem Schienbein (Tibia). Diese derbe Bindegewebsstruktur erfährt manchmal Reizungen, die als »Tractus-Reibesyndrom« oder auch »Läuferknie« (Seite 18) bezeichnet werden.

Innenliegend verlaufen Muskelsehnen, die unter anderem zu den Beinanziehern (Adduktoren) gehören. Sind sie angespannt oder verkürzt, führen sie das Bein in eine verstärkte X-Bein-Position. Sie gehört zu den verletzungsträchtigsten und ungünstigsten Fehlstellungen im Kniebereich. Mit Übungen wie der »Hüftöffnung« (Seite 78) und dem »Küchen-Sumo« (Seite 52) können Sie diese Muskeln supergeschmeidig halten.

Aufbau gesunder Beinachsen

Sie sind der Schlüssel zu kraftvollen Knien! Egal, ob in der Verletzungsprophylaxe, dem Training oder einer Rehabilitation – mit den Beinachsen steht und fällt der Erfolg dieser Maßnahmen. Lernen Sie, wie Sie die Säulen eines erfolgreichen Trainings errichten.

Im Übungsteil dieses Buches werde ich Sie immer wieder auf »gesunde Beinachsen« hinweisen. Sie sind die wichtigste Grundlage für ein erfolgreiches und gesundes Knietraining. In ihnen stehen die Knie über dem Zentrum der Füße und zeigen leicht nach außen. Stehen die Knie zu weit innen, spricht man vom X-Bein. Weichen sie nach außen ab, entsteht ein O-Bein (Foto). Um die Beine richtig einzustellen, braucht es das Zusammenspiel verschiedenster Körperabschnitte. Man kann sagen, dass der Aufbau einer gesunden Kniestellung schon im unteren Rumpf beginnt und zusätzlich ausreichend trainierte Hüftmuskeln benötigt. Weiterhin müssen auch die Füße ihren Anteil leisten, indem sie ein unerschütterliches Fundament für unsere Knie bereitstellen. Für ihre gesunde Ausrichtung sind die Knie so gut wie nie selbst verantwortlich. Stattdessen sind sie auf eine gesunde und gut trainierte Nachbarschaft angewiesen. Wie Sie diese wichtige Beziehung aufbauen und erhalten können, möchte ich Ihnen an dieser Stelle zeigen.

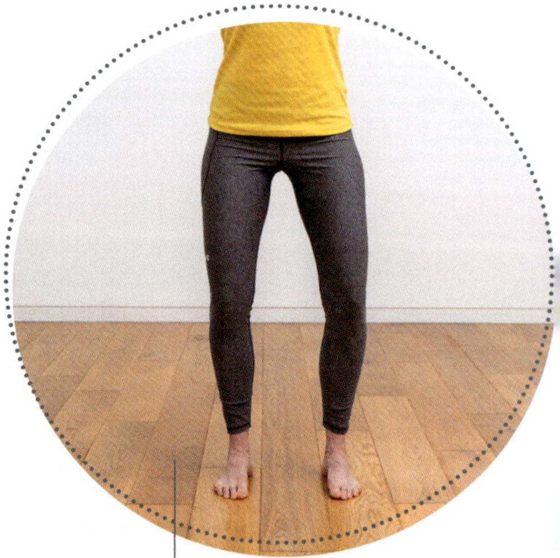

O-Bein

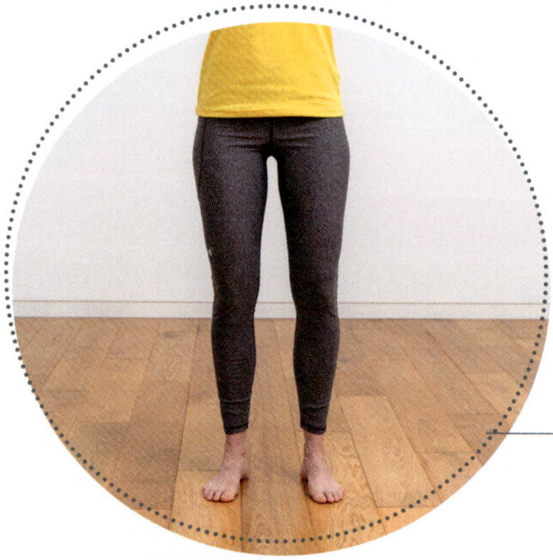

Gesunde Beinachsen

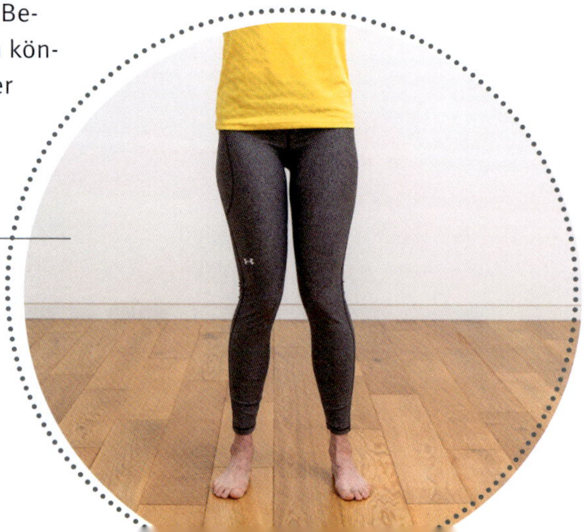

X-Bein

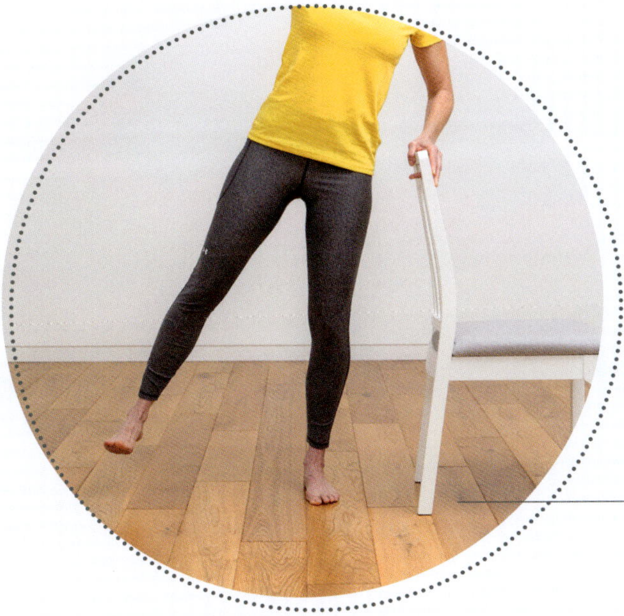

Seitenkraft

Aufbau im Stand

Stellen Sie sich barfuß und hüftbreit vor einen Spiegel. Idealerweise tragen Sie kurze Hosen oder Leggings, um Ihre Beine gut sehen zu können. Verteilen Sie Ihr Gewicht gleichmäßig auf beide Füße. Drehen Sie nun die Knie etwas nach außen, ohne die Füße auf dem Boden zu verschieben. Halten Sie die Position 3 Sekunden. Üben Sie 3 × 10 Wiederholungen.

Standhafter Aufstieg

Setzen Sie einen Fuß auf eine Stufe. Verlagern Sie Ihren gestreckten Oberkörper nach vorne und steigen Sie die Stufe hinauf. Achten Sie drauf, dass Ihr Knie dabei sauber über dem Fuß positioniert bleibt. Auch beim Abstieg halten Sie die Beinachse aufrecht. 3 × 10 Wiederholungen mit jeder Seite.

Seitenkraft

Mit dieser Übung (Seite 44) verleihen Sie Ihrem unteren Rumpf und der seitlichen Hüftmuskulatur Kraft. Sind diese Muskeln gut trainiert, sichern sie die Beinachsen im Gehen, Laufen und in Sportarten mit schnellen Richtungswechseln.

Morgen-Muschel

Diese Übung (Seite 36) trainiert die tiefen Hüftmuskeln. Sie drehen die Beine in den Hüftgelenken nach außen und tragen so dazu bei, dass die Knie auch unter starken Belastungen nicht in die verletzungsträchtige X-Bein-Position geraten. Diese Übung sollte in keinem guten Knieprogramm fehlen.

Felsenfester Flamingo

Der »Flamingo« (Seite 62) hilft Ihnen, den Gleichgewichtssinn zu trainieren und Ihre Fußmuskeln im Einbeinstand zu stärken. Üben Sie am besten barfuß und achten Sie darauf, dass der Fuß schön aufgerichtet bleibt. Beobachten Sie in einem Spiegel, ob es Ihnen bei dieser Übung gelingt, das Becken stabil und waagerecht zu halten.

Felsenfester Flamingo

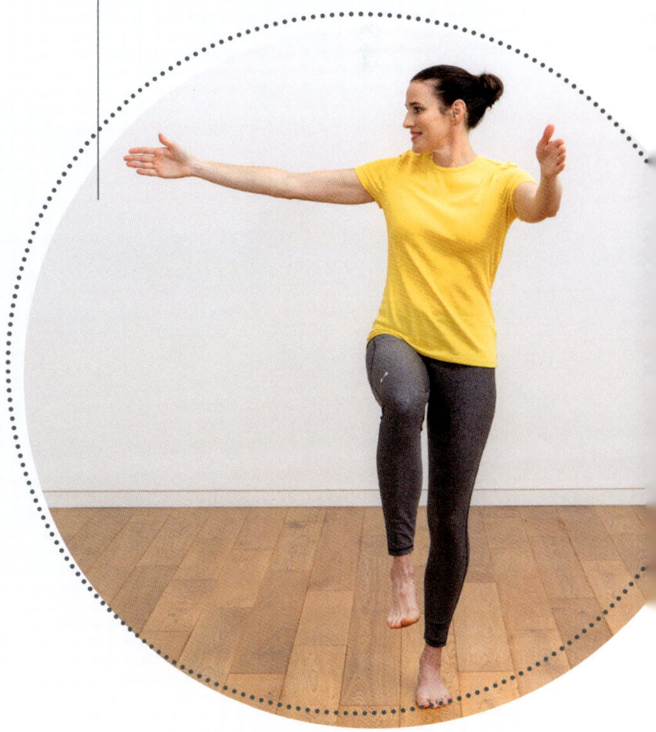

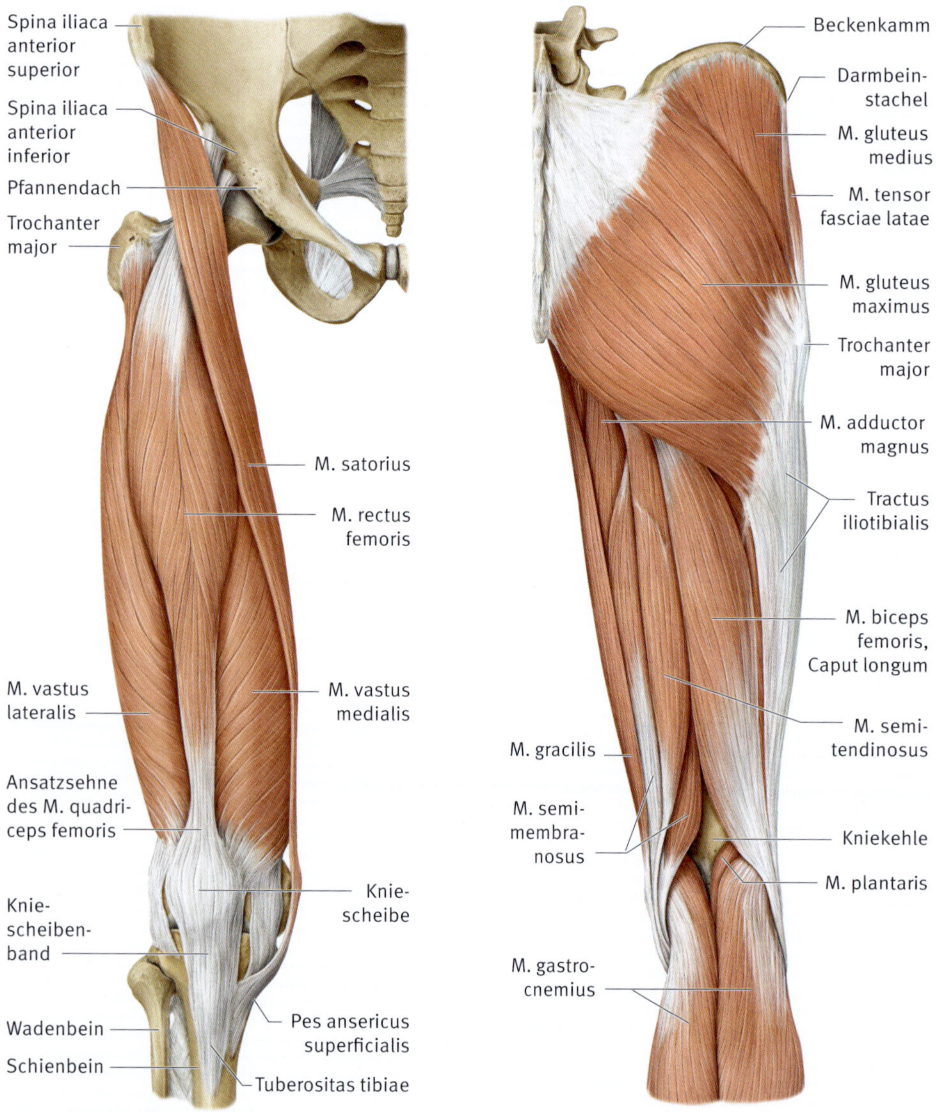

nach: Schünke M, Schulte E, Schumacher U, PROMETHEUS LernAtlas der Anatomie. Allgemeine Anatomie und Bewegungssystem. Illustrationen von M. Voll und K. Wesker. 5. vollständig überarbeitete Aufl. Stuttgart: Thieme; 2018

Das bringt die Knie zum Wackeln

Arthrose

Der Begriff Arthrose beschreibt nichts anderes als Gelenkverschleiß. Im Laufe eines Lebens bleibt fast niemand davon verschont. Gleich nach den oberen Sprunggelenken trifft sie die Knie am häufigsten. Teilweise lässt sich der Knorpelabrieb schon bei relativ jungen Menschen finden. Überlastungen und Verletzungen hinterlassen ihre Spuren an den Gelenken. Doch wenn Sie jetzt denken, Arthrose bedeute, dass man sich nicht mehr bewegen dürfe, liegen Sie falsch! Es zeigt sich, dass gesunde Bewegung nicht nur vorbeugend wirkt, weil sie unsere Gelenke stärkt und ernährt, sondern sie hilft auch gegen die Schmerzen einer schon entstandenen Arthrose. Nur wenn eine Entzündung vorliegt, sollte das Gelenk geschont werden, bis diese abgeklungen ist.

Entzündung

Woran erkennen Sie eine Entzündung? Es gibt körperliche Zeichen, die ganz klar für eine Entzündung sprechen. Dazu gehören: die Erwärmung des betroffenen Gebiets, eine Schwellung, eine schmerzhafte

Unsere Bein- und Kniemuskulatur.

Funktionseinschränkung, deutliche Ruheschmerzen und manchmal auch eine Rötung.

Wenn sich eines Ihrer Gelenke entzündet hat, sollten Sie es entlasten. In manchen Fällen ist eine Medikamentengabe nach ärztlicher Absprache nötig. Sie können das Gelenk hochlagern und kühlen (aber bitte nur kurzzeitig!). Unter Schonung vergehen die lästigen Beschwerden oft innerhalb von drei bis sechs Tagen. Entzündungen im Bewegungsapparat sind sehr häufig die Folge von Überlastungen oder Verletzungen. Anders als oft angenommen sind sie in diesem Fall keine Krankheit, sondern kennzeichnen den Beginn einer Heilung.

Knieverletzungen

Meniskusrisse

Zu den häufigsten Verletzungen der Knie gehören die Meniskusrisse. Sie können unterschiedliche Ursachen haben. Verletzungsbedingte Schäden an den halbmondförmigen Knorpelscheiben treten bevorzugt bei jüngeren sportlich aktiven Menschen auf. Die risikoreichste Sportart ist in diesen Fällen Fußball. In Abhängigkeit vom Belastungsniveau und von möglichen Begleitverletzungen wie Kreuzband- oder Innenbandrissen ist hier eine Operation das Mittel der Wahl. Im Anschluss ist ein Rehatraining nötig, das die Betroffenen zurück in den Sport führt. Weitere Ursachen sind berufsbedingte Überlastungen (z. B. bei Fliesenlegern) und Verschleiß der Gelenke. Es ist davon auszugehen, dass etwa 20 % aller über 40-Jährigen Meniskusrisse haben. Bei Menschen mit Arthrose steigt die Zahl auf ca. 60 %. Interessanterweise bleibt der größte Teil dieser schleichend entstandenen Risse völlig unbemerkt. Äußerst selten sind sie Auslöser von Schmerzen oder Funktionseinschränkungen. Hier macht eine Operation nur in seltenen Fällen einen Sinn.

Riss des vorderen Kreuzbands

Der Riss des vorderen Kreuzbands ist die häufigste Bandverletzung überhaupt am Knie. Kaum eine Verletzung wird im Profi- und Amateursport mehr gefürchtet als sie. Sie kann der schmerzhafte Endpunkt einer bis dahin vielversprechenden Karriere sein. Oftmals werden andere Strukturen mit beschädigt, in den meisten Fällen das Innenband und der eng damit verbundene Innenmeniskus. In diesem Fall spricht man von der »Unhappy Triad«, dem unglücklichen Trio. Reißt das wichtige Band, kann sich der Unterschenkelknochen gegen den Oberschenkelknochen nach vorne verschieben. Man spricht von der »vorderen Schublade«. Die Verletzung findet in Mannschaftssportarten oft ohne Körperkontakt, dafür meist in einem missglückten, schnellen Richtungswechsel statt. Nach der bestürzenden Diagnose haben die Betroffenen einen langen und anstrengenden Weg vor sich. Er besteht meist aus einer Operation und anschließender Reha. Im Profisport dauert es durchschnittlich 258 Tage, bis die Verletzten wieder zum regulären Training zurückkehren können. Und das unter Bedingungen, die Amateuren nicht einmal ansatzweise zur Verfügung stehen! Zum Glück gibt es die erfreuliche Beobachtung, dass vorgebeugt werden kann. Studien, die sich mit dem Erfolg von gezielten Präventionsprogrammen beschäftigen, liefern vielversprechende Ergebnisse. Vor diesem Hintergrund möchte ich Ihnen gerne den Knieschutz-Flow für gesunde Beinachsen (Seite 112) nahelegen.

Überlastungen

Überlastungen im Kniebereich treten dann auf, wenn die eigene Kraft überschätzt oder in falsche Bahnen gelenkt wird. Wer kennt das nicht? Sie begeistern sich für eine neue Sportart und wollen sich ihr mit vollem Eifer widmen. Es werden tolle Trainingsgefühle freigesetzt, sie können dem Alltagsstress entfliehen und erste Erfolge werden für Sie und andere sichtbar. Das motiviert enorm! Und so kann es passieren, dass erste Ermüdungssignale des Körpers einfach überhört werden. Oder dringend empfohlenes, aber extrem langweiliges Grundlagentraining wird vernachlässigt, weil Sie lieber auf der Laufstrecke oder dem Fußballplatz durchstarten möchten. Das führt dazu, dass muskuläre Ungleichgewichte unausgeglichen bleiben und zur Überlastung von Gelenkstrukturen beitragen. Werden die Symptome erst einmal unüberhörbar, ist es oft zu spät. Die Schäden sind gesetzt und müssen mit viel Aufwand wieder behoben werden. Sparen Sie sich den Umweg und lenken Sie Ihre wundervolle Trainingsmotivation von Anfang an in gesunde Bahnen. Im Folgenden stelle ich Ihnen die häufigsten Überlastungen vor und zeige Ihnen, wie Sie sie vermeiden können.

Läuferknie

Um diese Problematik, die auch ITBS (engl.: iliotibial band syndrome, dt.: iliotibiales Bandsyndrom) genannt wird, ranken sich jede Menge Mythen, die sich bis heute wacker in Sportler- und Therapeutenkreisen halten. Das beginnt bei den vermuteten Ursachen und erstreckt sich dann bis in die vermeintlich besten Lösungsansätze. Als ausgeschlossen gilt, dass der untere Teil der seitlichen Schenkelfaszie über den Oberschenkelknochen reibt und dort unter Umständen einen Schleimbeutel (Bursa) reizt. Ein Nachweis hierfür wurde in anatomischen Studien nicht gefunden und die recht feste Fixation der Faszie am Knochen dürfte kaum eine nennenswerte Reibung zulassen. Viel eher wird davon ausgegangen, dass die fasziale Struktur durch immer wiederkehrende Überlastungen gereizt wird und sich entzündet. Zu den möglichen Ursachen werden schwache Rumpf- und Beckenmuskeln gezählt, die zu einer belastenden Störung der gesunden Beinachsen (Seite 14) führen und so die schmerzhafte Reizung auslösen. Auch Fußfehlstellungen und schlecht angepasstes Schuhwerk können zum ITBS beitragen. Ist das Läuferknie erst einmal entstanden, braucht es Geduld und Nerven. Kein Sportler hört gerne das Wort »Trainingspause«. Doch genau darin liegt ein wichtiger Teil der Lösung! Das Problem ist schließlich durch Überlastung entstanden. Da hilft es nicht, so weiterzumachen wie bisher. Zusätzlich braucht es ein gezieltes Kräftigungstraining, um die Fehlbelastungen zu beseitigen. Ein hilfreicher Flow ist der Knieschutz-Flow für gesunde Beinachsen (Seite 112).

Kniescheibenschmerz

Wer unter dieser Form der Kniebeschwerden leidet, stößt früher oder später auf die Abkürzung PFPS. Sie steht für die englische Bezeichnung »Patellofemoral Pain Syndrome«.

Aktuell wird davon ausgegangen, dass die Ursachen für diese unangenehme Reizung Schwächen in den Oberschenkel- oder Hüftmuskeln sind. Ist der Schenkelstrecker nicht ausreichend oder ungleichmäßig trainiert, wird die Kniescheibe in ihrem Gleitlager nicht mehr sauber geführt. Durch vermehrte Reibung auf der Innen- oder Außenseite kann es dann zur schmerzhaften Reizung kommen. Dieser Effekt kann auch auftreten, wenn die Hüftmuskeln zu schwach sind, um die gesunden Beinachsen (Seite 14) unter Belastung aufrechtzuerhalten.

Mit dem Kniescheibenschmerz werden verschiedenste Bewegungen und Haltungen zur Qual. Die Betroffenen äußern Schmerzen beim Treppensteigen, beim Joggen oder wenn sie längere Zeit mit gebeugten Knien sitzen. Besonders häufig treten Schmerzen bei Kniebeugen auf. Spürbar werden sie rund um die gesamte Kniescheibe. Oft sind sie verwirrend, weil sie nicht richtig greifbar scheinen. Oft äußern Betroffene in dieser Situation den Verdacht, ihr Körper wolle sie »veräppeln«, weil die Beschwerden kaum reproduzierbar und unstetig sind.

Glücklicherweise lassen sich die Beschwerden mit entsprechenden Übungen wieder gut in den Griff bekommen. Beachten Sie dazu auch Flow bei Kniescheibenschmerz (Seite 110). Wichtig ist, dass bei der Betrachtung des PFPS auch die Füße mit einbezogen werden, denn auch sie sind absolut wichtig für gesunde Knie.

Reizung der Patellasehne

Diese Überlastung wird auch als »Jumpers knee« bezeichnet. Die Betroffenen schildern einen Schmerz, der direkt im Bereich der Kniescheibenspitze auftritt. Meist ist er gut eingrenzbar, kann aber auch etwas nach oben und unten ausstrahlen. Die Reizung kann nach einer einmaligen starken oder wiederkehrenden Überlastungen auftreten. Meist trifft es die besonders Ehrgeizigen. Damit Sehnen und Gelenke durch Sport stärker werden, braucht es die richtige Dosis und Beharrlichkeit. Wer seine Trainingsbelastungen zu schnell steigert und sich keine Zeit für genügend Regeneration und Grundlagentraining nimmt, ist besonders gefährdet. Es zeigt sich, dass mit entsprechenden Rehaprogrammen die Rückkehr in den Sport möglich ist. Doch dieser Weg erfordert noch viel mehr Geduld und Disziplin als ein gut aufgebautes Training. Also heißt es auch hier wieder einmal: Vorsorgen ist besser als Heilen.

Lassen Sie uns deshalb jetzt unbedingt einen Blick auf all das werfen, was Ihre Knie schützt und schont!

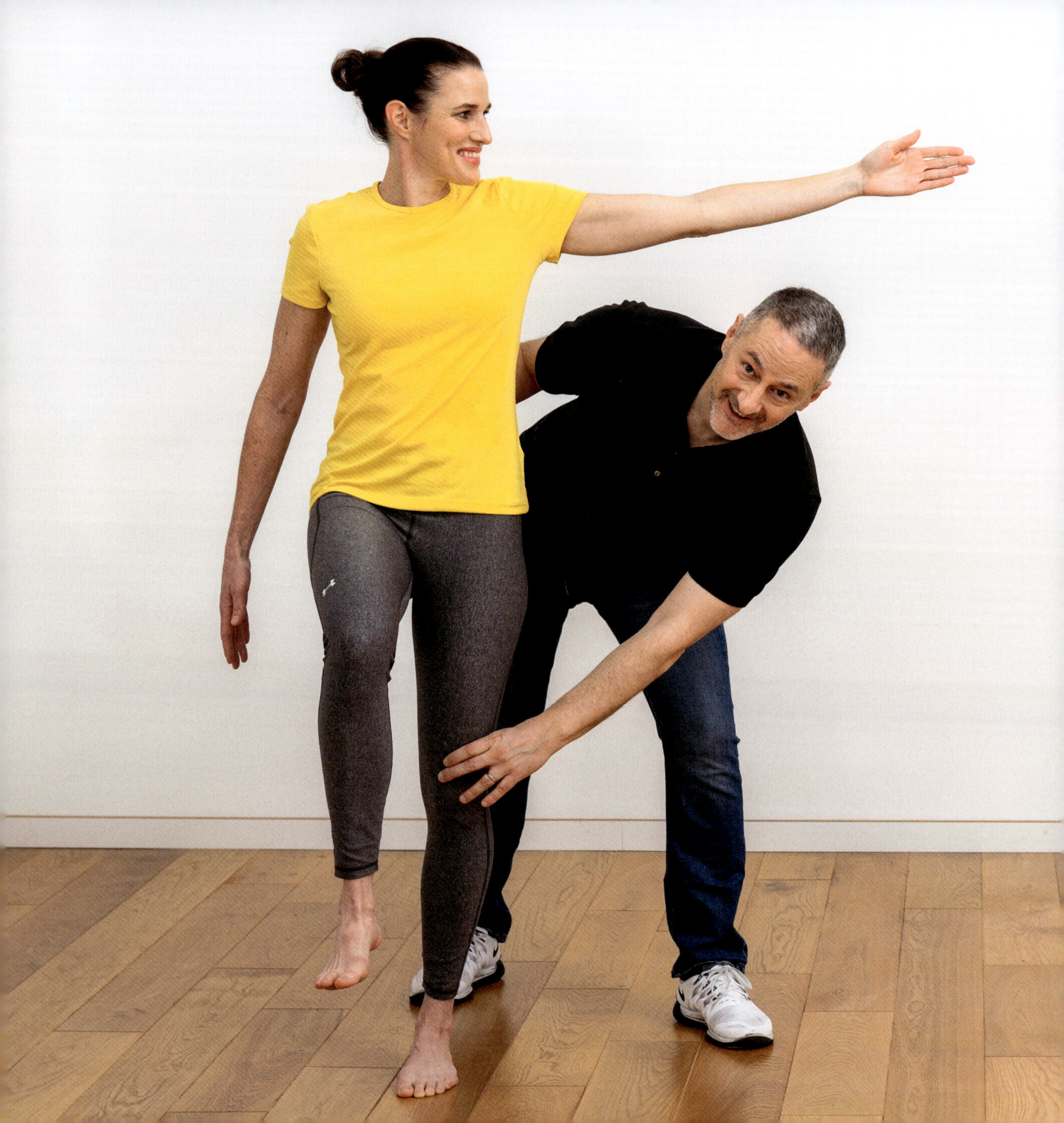

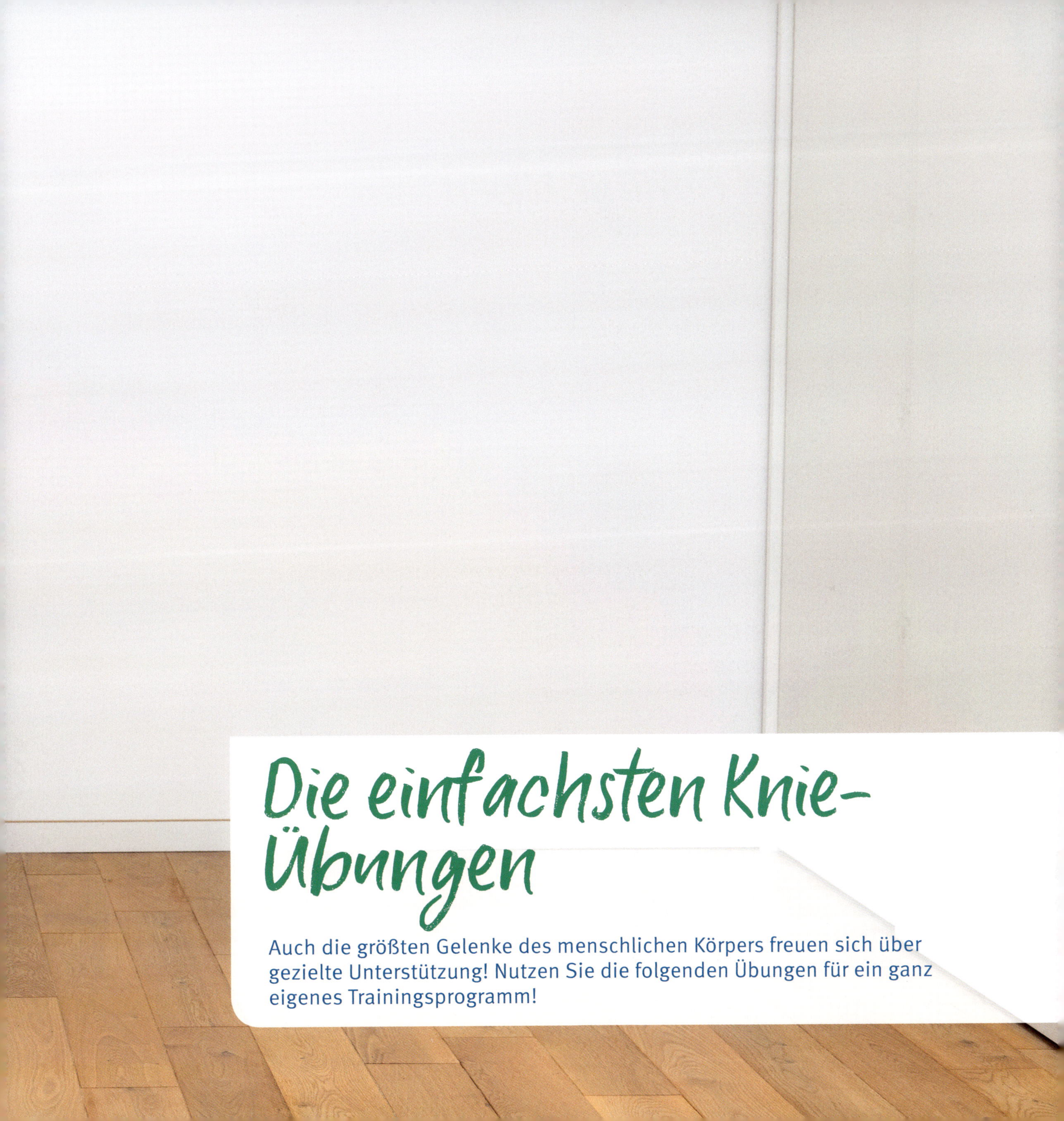

Die einfachsten Knie-Übungen

Auch die größten Gelenke des menschlichen Körpers freuen sich über gezielte Unterstützung! Nutzen Sie die folgenden Übungen für ein ganz eigenes Trainingsprogramm!

Tipps fürs richtige Üben

Begeisterung hat große Kraft und fühlt sich klasse an! Lenken Sie diese tolle Energie von Anfang an in die richtigen Bahnen und lassen Sie Ihre Knie vom frisch entfachten Eifer profitieren.

Alltag nutzen

Im Buchteil »Täglich fit« (ab Seite 42) finden Sie Übungen für den Alltag. Sie sind extra einfach gehalten. Nehmen Sie sich trotzdem die Zeit, sie zu erlernen und zu spüren, wie Ihre Knie darauf reagieren. Mit zunehmender Erfahrung werden Sie etliche Gelegenheiten finden, viele Alltagssituationen mit Übungs-Highlights zu bereichern.

Zentren vereinen

Achten Sie bei den Übungen darauf, dass Ihre Knie nicht nach innen (X-Bein) oder außen (O-Bein) ausweichen. Idealerweise steht das Zentrum der Knie über dem der Füße. So ist sichergestellt, dass sich Ihre Beine in gesunden Achsen bewegen. Mehr dazu erfahren Sie im Exkurs »Aufbau gesunder Beinachsen« (Seite 14).

Super Kniegefühl

Nutzen Sie die Gelegenheit, sich mit Ihren Knien vertraut zu machen. Spüren Sie, wie die Gelenke auf das Training reagieren. Während der Übungen ist eine angenehme Anstrengung absolut in Ordnung. Ohne sie findet keine Kräftigung statt. Innerhalb von 24–48 Stunden sollten sich die Muskeln voll erholt haben und zu neuen Heldentaten bereit sein.

Kraft aus der Mitte

Aktivieren Sie bei den Übungen die Muskeln Ihrer Körpermitte. Dazu gehört der querverlaufende Bauchmuskel (M. transversus abdominis). Ziehen Sie den Nabel so ein, dass Sie noch gut atmen können. Davon profitieren nicht nur die Knie! Auch der Rücken freut sich über diese Extraportion Stabilität.

Ein sicheres Fundament

Die Füße sind das Fundament der Knie. Sind sie gesund, bilden sie eine sichere Grundlage für ein wirkungsvolles Training. Sie können gerne barfuß trainieren, um Ihre Fußmuskeln gleich mit zu stärken. Müssen Sie im Sport oder Alltag aufgrund von Fehlstellungen Schuheinlagen tragen? Dann nutzen Sie diese bitte auch im Knietraining.

Gönnen Sie sich Ruhe

Betrachten Sie Ihre Übungseinheiten als eine Insel der Ruhe in einem hektischen Alltag. Machen Sie lieber zwei Übungen bewusst und richtig als fünf schnell und falsch. So stellen sich die gewünschten Erfolge schon bald ein und Ihre Knie werden geschützt.

So gelingt ein gesunder Bewegungsfluss

Passen Sie die Übungen möglichst Ihrem natürlichen Atemrhythmus an. Der ist ruhig und fließend. So sollten auch die Bewegungen innerhalb der Übungen verlaufen. Genauso weich wie der Wechsel zwischen Ein- und Ausatmung soll sich auch der Anfang und das Ende der Bewegungen anfühlen.

Am Ball bleiben

Der Weg zu gesunden, starken Knien ist kein Sprint, sondern eher ein Marathon oder eine schöne lange Wanderung. Wie auf jedem längeren Weg kann einem da auch mal die Puste ausgehen. Belohnen Sie sich für Ihren bisherigen Einsatz (vielleicht mit einer Massage?) und legen Sie dann wieder los. Es lohnt sich.

Verletzungen vorbeugen

Ein schneller Richtungswechsel, ein vermasselter dynamischer Skipflug oder eine missglückte Landung nach einem Sprung können den Anfang vom Ende bedeuten, wenn sie zu einem Kreuzbandriss mit Meniskusverletzung führen.

Das ist die Horrorvision für begeisterte Sportler, denn die Erfahrung zeigt, dass der Weg über Operation und Rehabilitation zurück in den Sport lang und steinig ist und mit einem ungewissen Ausgang beschritten wird. All das spricht dafür, dass eine Knieverletzung unbedingt zu vermeiden ist. Entsprechend konzentriert man sich im Profi- und Amateursport intensiv darauf, die Risiken zu mindern, und glücklicherweise zeigen die Bemühungen vielversprechende Ergebnisse. Werden auch Sie zum Schutz Ihrer Knie aktiv und nutzen Sie die folgenden Tipps.

X-Bein vermeiden

Das X-Bein ist die gefährlichste Position für die Knie. In ihr finden die meisten schlimmen Verletzungen statt. Wichtig zu bedenken: Ein X-Bein entsteht so gut wie nie im Knie selbst! Schwache Muskeln im Hüft-Rumpf-Bereich oder Fußfehlstellungen (Knick- oder Senkfuß) sind viel häufiger die Ursache. Eine wichtige Übung für starke Hüftmuskeln ist die »Morgen-Muschel« (Seite 36).

Kräfte im Gleichgewicht

Ein wichtiger Baustein in der Verletzungsprophylaxe ist die Muskelkräftigung. Starke Muskeln können Knorpel und Bänder der Gelenke schützen und entlasten. Wurden Ihnen vom Arzt oder Physiotherapeuten muskuläre Ungleichgewichte attestiert? Dann arbeiten Sie unbedingt daran, diese auszugleichen. Ist zum Beispiel der Schenkelstrecker zu stark und der Kniebeuger zu schwach, steigt das Risiko für Risse des vorderen Kreuzbands. Durch die Übungen »Zwischen Tisch und Stuhl« (Seite 68) und »Zugbrücke« (Seite 100) können Sie die Oberschenkelmuskeln wieder ins Gleichgewicht bringen.

Gesund und ausgeruht

Mehrtägige Hobbyturniere sind nicht nur eine Gelegenheit, sich sportlich mit anderen zu messen, sondern bieten auch die Möglichkeit für abendliche Geselligkeit. Bei aller Freude über ein Wiedersehen mit anderen Sportbegeisterten sollten Sie sich unbedingt genügend Schlaf gönnen und auf zu viel Alkohol verzichten. Ihre Knie werden es Ihnen danken.

Eine Frage der Balance

Trainieren Sie regelmäßig Ihren Gleichgewichtssinn. Ist er gut ausgeprägt, schützt er Ihre Gelenke. Regelmäßige Übungen im Einbeinstand oder auf wackligen Untergründen steigern Ihre Fähigkeit, auf unvorhergesehene Situationen in Sport und Alltag zu reagieren. Übungen wie »Felsenfester Flamingo« (Seite 62) oder »Knielift mit Twist« (Seite 84) sind hier hilfreich.

Korrekturhilfe Kamera

Eine Bewegungsanalyse per Video ist nur etwas für Profis? Mitnichten! Heute verfügt fast jeder über hervorragende technische Möglichkeiten. Viele Handys bieten Zeitlupenaufnahmen und können einfach bedient werden. Nutzen Sie diese Möglichkeit, um Ihre Bewegungsmuster zu betrachten. Sie werden staunen, wie sehr die bewegten Bilder helfen, besser zu werden.

Kraft der Koordination

Koordinationsübungen verfeinern das Zusammenspiel Ihrer Muskeln. Indem Sie kritische Situationen wie Richtungswechsel und Sprunglandungen regelmäßig trainieren, helfen Sie Ihrem Körper, auf die richtigen Bewegungsmuster zurückzugreifen. Auch jenseits sportlicher Höchstleistungen schützt diese Fähigkeit davor, umzuknicken oder zu stolpern. Das kann gerade für ältere Menschen besonders wichtig sein, weil es sie mobil und selbstständig hält. Trainieren Sie unter anderem »1-2-3-Lift« (Seite 54) oder »Criss-Cross« (Seite 86), um ein Koordinationstalent zu werden.

Morgenanzug

1 Die Übung erfolgt in Rückenlage. Gerne darf der Kopf von einem kleinen Kissen gestützt sein. Der Nacken ist möglichst lang. Die Arme und die Beine liegen gestreckt.

2 Winkeln Sie die Beine nacheinander an. Die Füße bleiben in Kontakt mit der Unterlage. Legen Sie die Hände an die Beckenkämme.

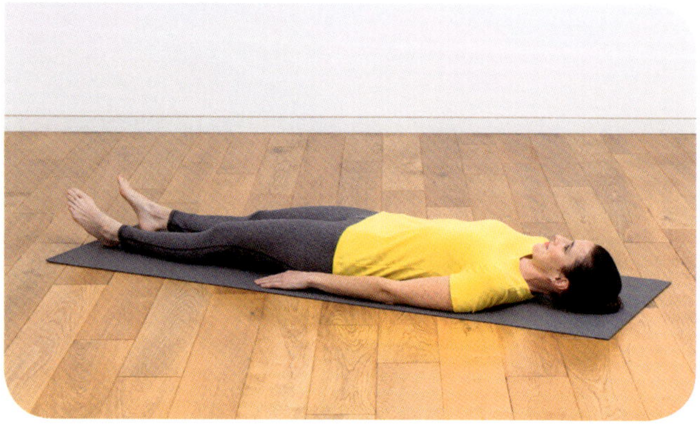

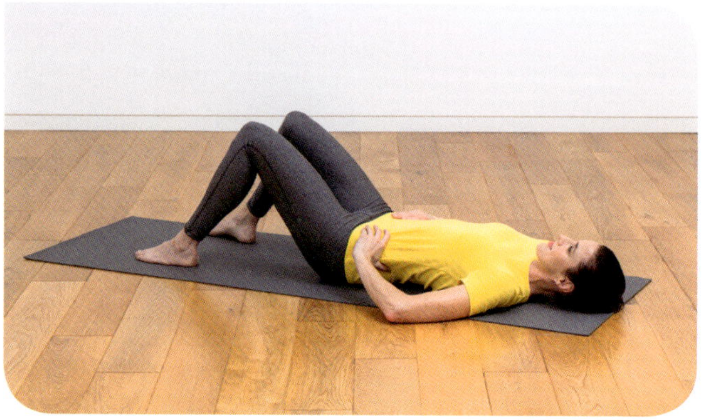

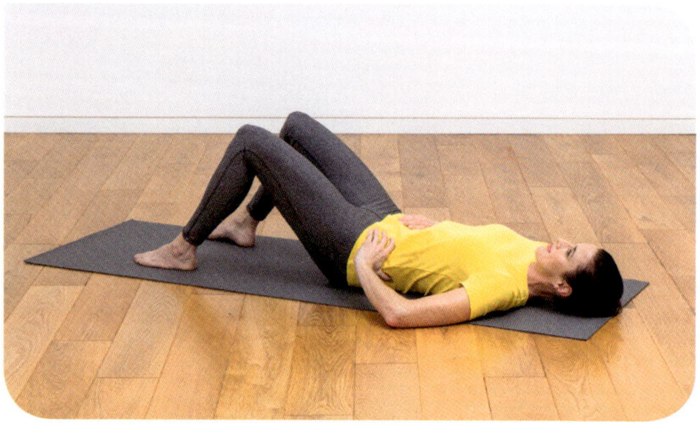

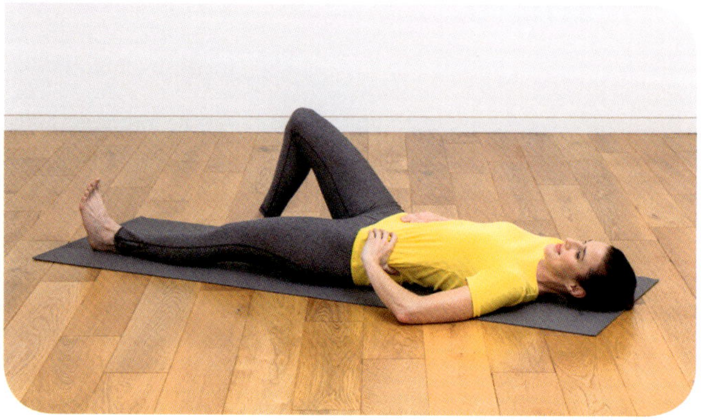

3 Geben Sie mit Ihrem Rücken sanften Druck in die Unterlage. Versuchen Sie, diesen engen Kontakt während der gesamten Übung zu halten.

4 Schieben Sie ein Bein in die Streckung und ziehen Sie es wieder an. 30–60 Wiederholungen mit jeder Seite.

Rückkehr: Stoppen Sie die Bewegungen in der angewinkelten Position. Spüren Sie kurz nach, wie gut sich die Beine nach dieser aktivierenden Übung anfühlen. Legen Sie die Arme zurück neben den Körper.

Tipp: Auch wenn die Bewegungen während dieser Übung schneller werden: Achten Sie weiter auf eine fließende Bewegung! Lassen Sie die Knie nicht unkontrolliert in die Streckung fallen und bleiben Sie im Rücken stabil.

Das bringt's: eine tolle Übung, um die Beine aufzuwärmen und die Knie und Hüftgelenke auf den Tag vorzubereiten. Die Gelenke werden mit gesunder Gelenkschmiere versorgt und Anlaufschmerz wird reduziert.

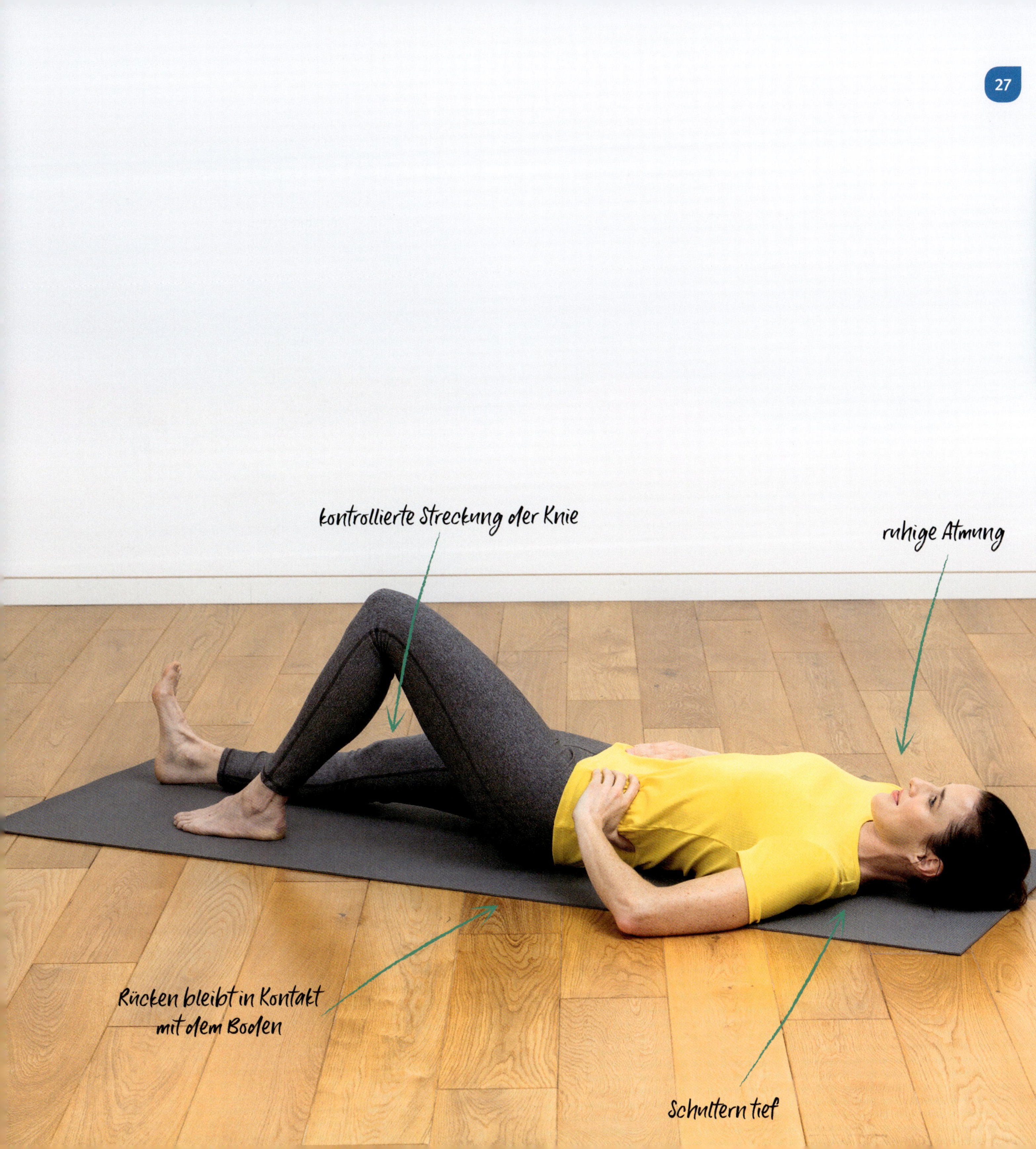
kontrollierte Streckung der Knie
ruhige Atmung
Rücken bleibt in Kontakt mit dem Boden
Schultern tief

Einseitiger Rückenschwimmer

1 Sie befinden sich in Rückenlage. Ihre Beine sind gestreckt. Die Fingerspitzen beider Hände berühren Ihr Hinterhaupt.

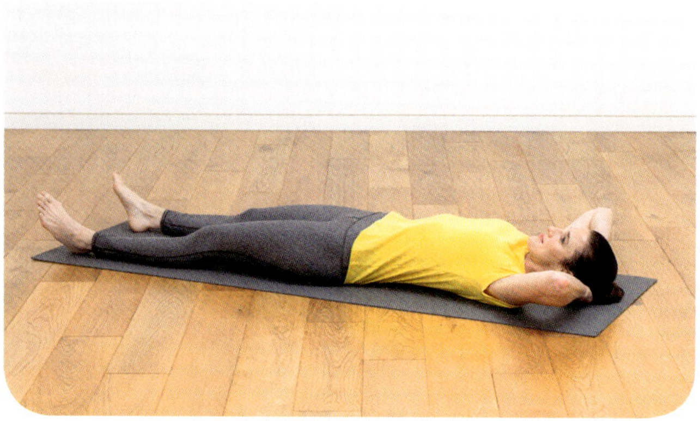

2 Drücken Sie die Ellenbogen Ihrer angewinkelten Arme in die Unterlage. Ziehen Sie den Bauchnabel sanft ein, um die Körpermitte zu stabilisieren.

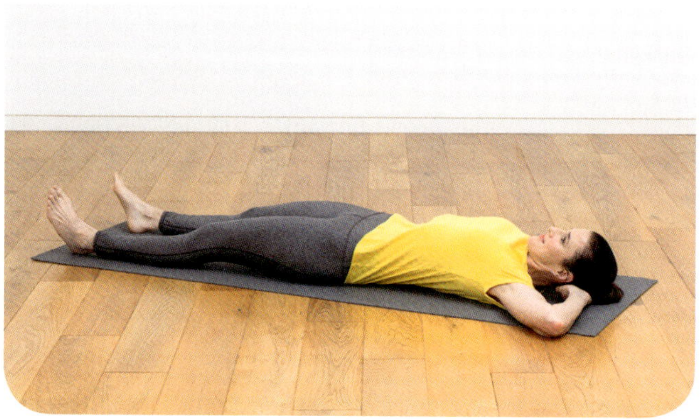

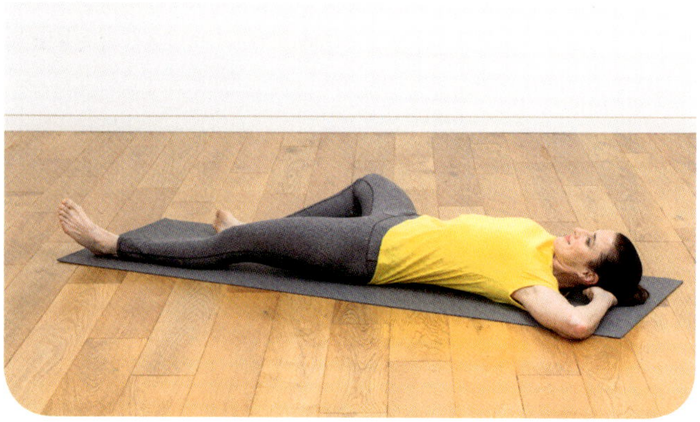

3 Drehen Sie das Knie des rechten Beines nach außen und ziehen Sie es nach oben. Halten Sie dabei so lange wie möglich mit dem Knie Kontakt zur Unterlage.

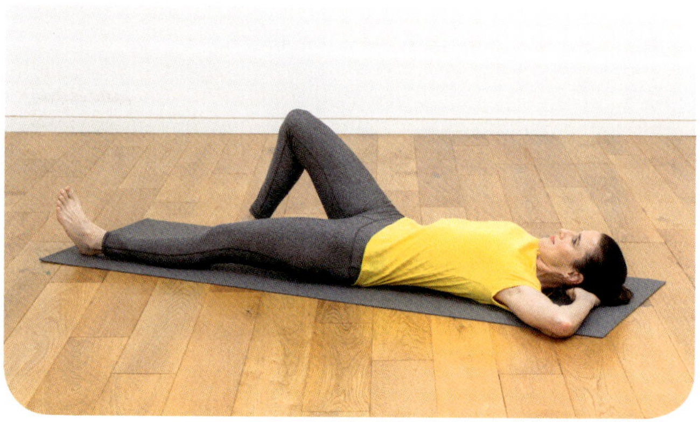

4 Das Knie wird zur Mitte geführt und das Bein wieder gestreckt. Dabei schieben Sie die rechte Ferse mit Kontakt zur Unterlage nach unten. 30–60 Wiederholungen beidseits.

Rückkehr: Sie lösen die Grundspannung zwischen den Schulterblättern und in der Bauchmuskulatur. Winkeln Sie die Beine an und entspannen Sie Ihren unteren Rücken.

Tipp: Genießen Sie einige der Wiederholungen in Zeitlupe und spüren Sie bewusst nach, wo Muskeln auf angenehme Art gedehnt und angespannt werden.

Das bringt's: Hüft- und Kniegelenke werden sanft bewegt und aufgewärmt. So verteilt sich nährstoffreiche Gelenkschmiere in den Gelenken. Morgendliche Anlaufschmerzen werden reduziert.

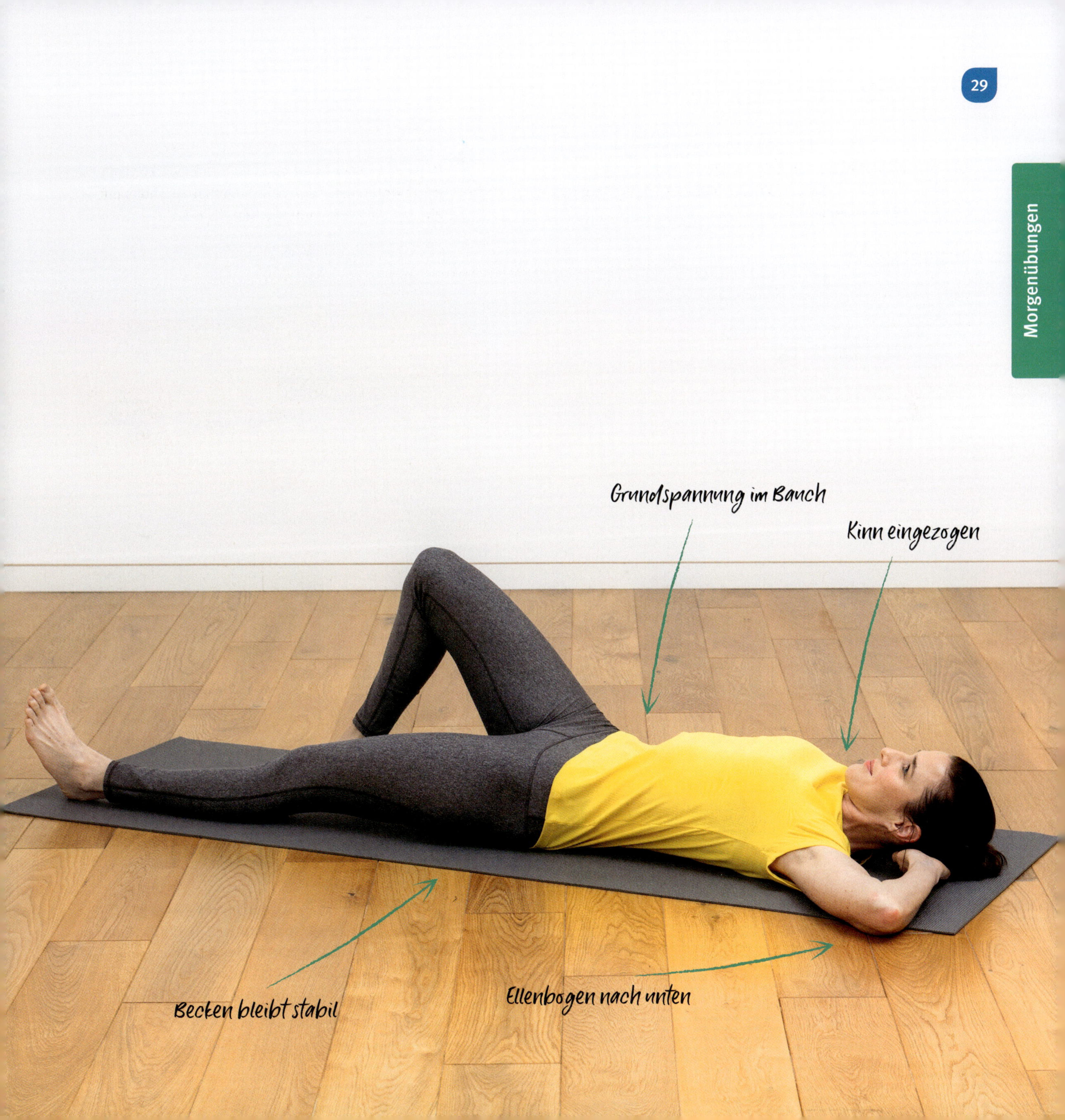
Grundspannung im Bauch
Kinn eingezogen
Becken bleibt stabil
Ellenbogen nach unten

V der Schenkelkraft

1 Sie befinden sich in Rückenlage. Die Arme liegen neben dem Körper. Die Handflächen sind zur Unterlage hin ausgerichtet. Der Nacken ist lang.

2 Geben Sie mit den Händen sanften Druck in die Unterlage. Der Nabel wird sanft eingezogen. Ziehen Sie die Fußspitzen hoch.

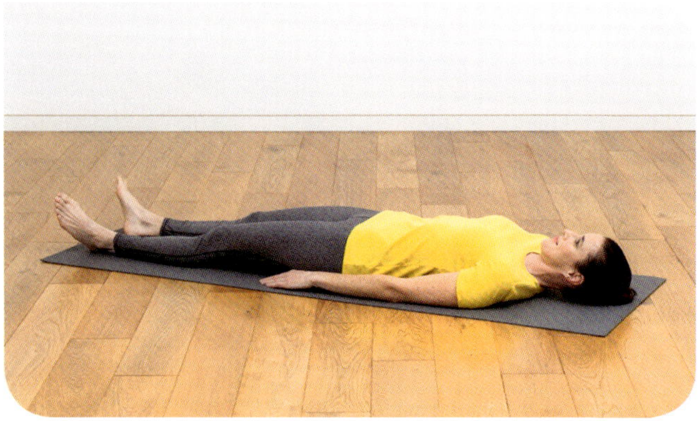

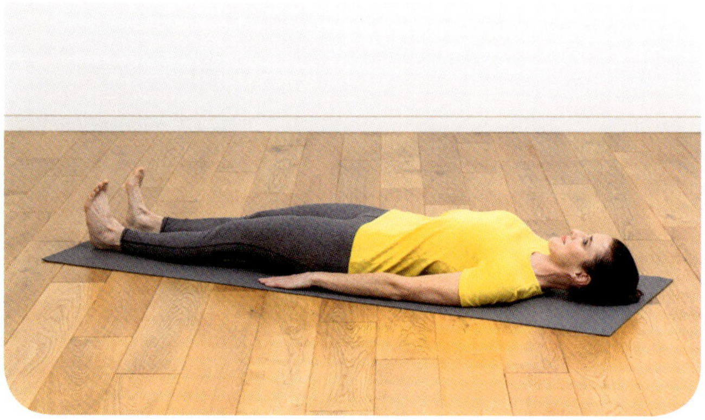

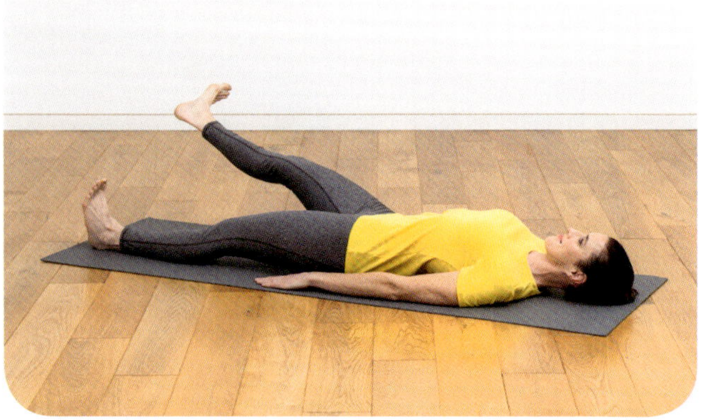

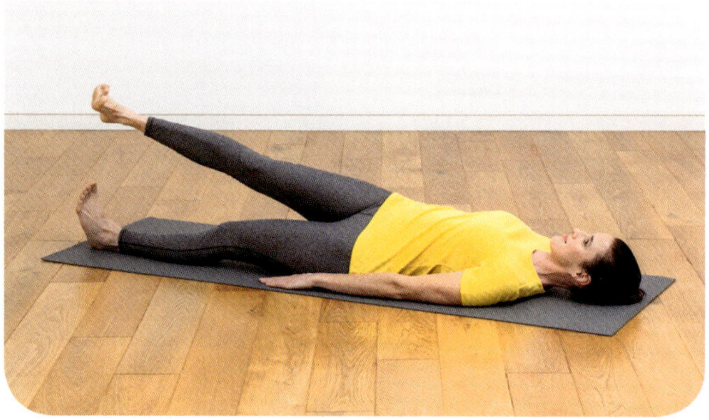

3 Heben Sie das rechte Bein gestreckt an und führen Sie es in eine leicht abgespreizte Position (Abduktion). Lassen Sie die Fußspitze nach außen drehen. Führen Sie das Bein zurück.

4 Nachdem Ihre Ferse die Unterlage nur kurz berührt hat, heben Sie das Bein wieder an. Diesmal geht es in die angespreizte Position (Adduktion). Der Fuß dreht nach innen. 3 × 10 Wiederholungen beidseits.

Rückkehr: Lassen Sie beide Beine nebeneinander ruhen. Lösen Sie die Grundspannung im Körperzentrum und entspannen Sie Schultern und Arme. Winkeln Sie die Beine an und lockern Sie Ihre Oberschenkel.

Tipp: Hier ist die Atmung ganz wichtig! Sie sollte während der gesamten Übung ruhig und gleichmäßig weiter fließen.

Das bringt's: Die vordere Schenkelmuskulatur wird in unterschiedlichen Winkeln trainiert. Das stabilisiert Ihre Knie. Gleichzeitig stärken Sie Ihre Körpermitte für die vielen Herausforderungen des Alltags.

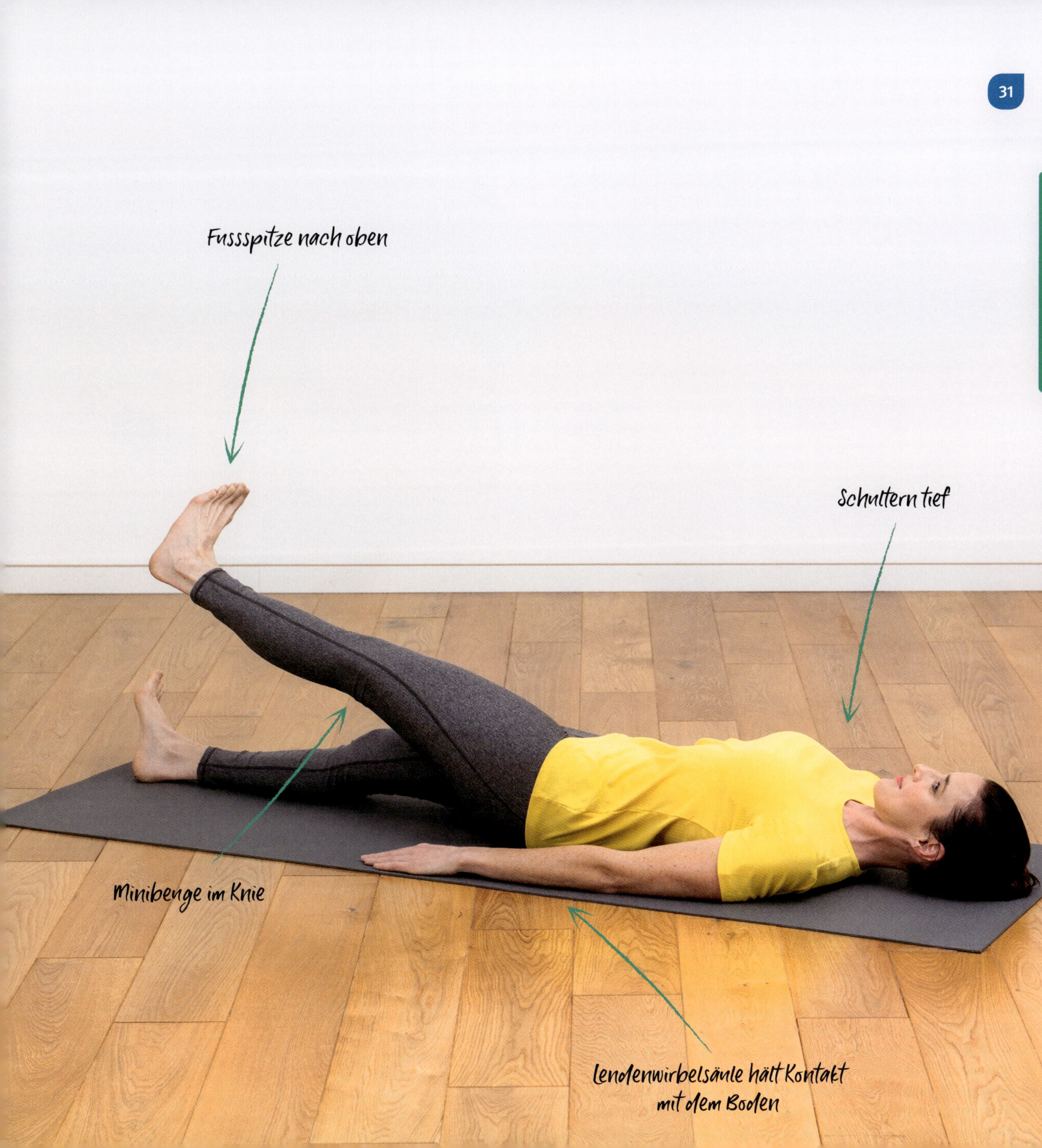
Fussspitze nach oben
Schultern tief
Minibenge im Knie
Lendenwirbelsäule hält Kontakt mit dem Boden

Dreamteam für Schenkelpower

1 Beginnen Sie mit dieser Übung in Rückenlage. Der Schultergürtel liegt entspannt. Die Arme befinden sich gestreckt neben dem Körper.

2 Heben Sie Ihr linkes Bein, sodass in der Hüfte und im Knie ein rechter Winkel entsteht. Der Fuß ist angezogen. Ziehen Sie den Nabel sanft ein.

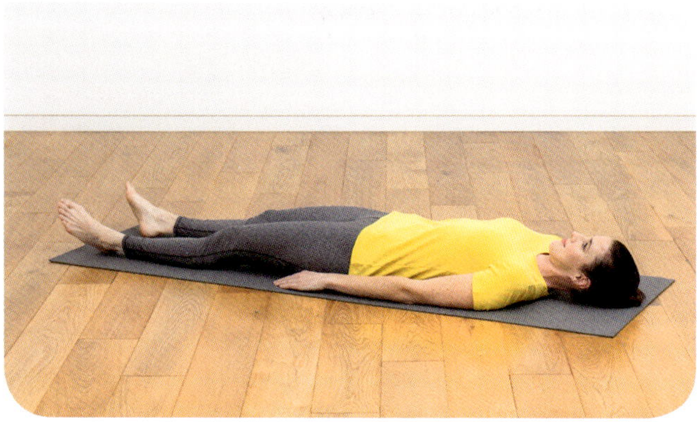

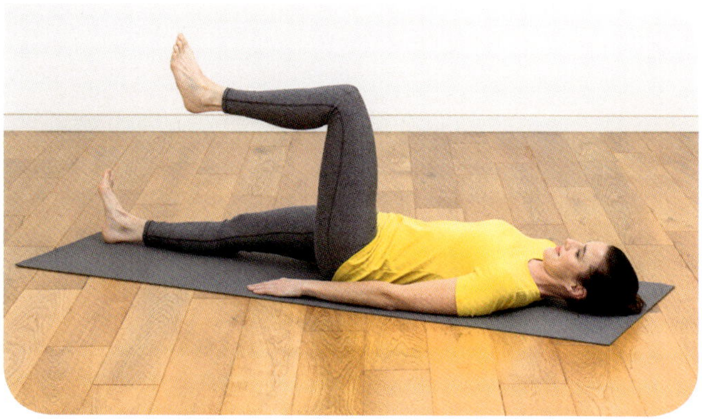

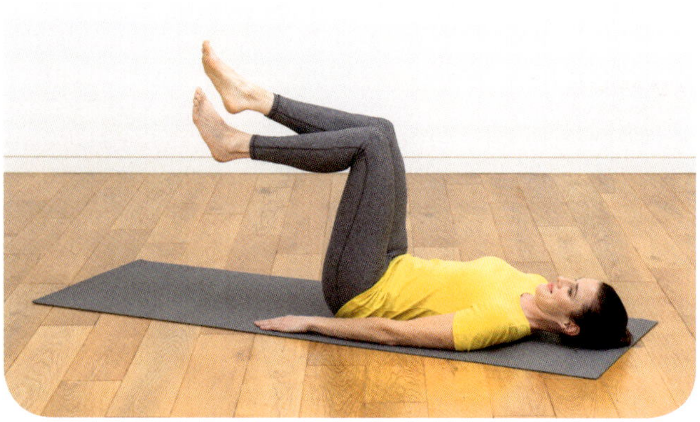

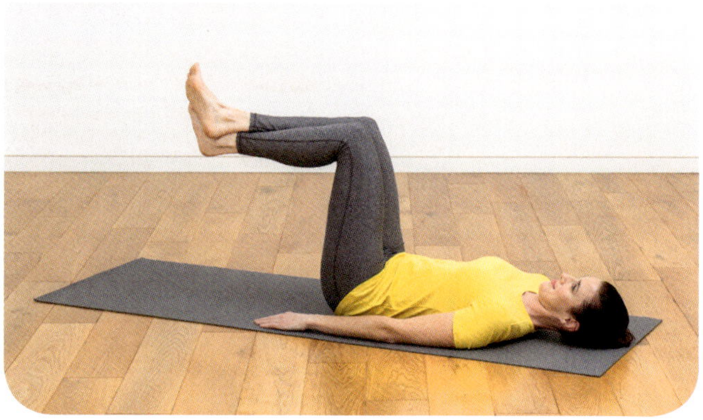

3 Legen Sie nun Ihren rechten Unterschenkel auf den linken. Achten Sie auf einen angenehmen Kontakt zwischen beiden Beinen.

4 Bauen Sie zwischen den aufeinanderliegenden Unterschenkeln Druck auf. Der linke gibt Druck nach oben, der rechte nach unten. Halten Sie die Anspannung für 3 Sekunden. 3 × 12 Wiederholungen.

Rückkehr: Legen Sie nacheinander die Beine ab. Gerne können Sie mit angewinkelten Beinen und aufgestellten Füßen Ihre Schenkel mit sanften Schüttelungen entspannen.

Tipp: Achten Sie gut auf eine tiefe und gleichmäßige Atmung! Bei Übungen dieser Art kann es passieren, dass Sie unbewusst die Luft anhalten.

Das bringt's: stramme Schenkel und stabile Knie! Sie trainieren die Schenkelbeuger und -strecker in einer Übung.

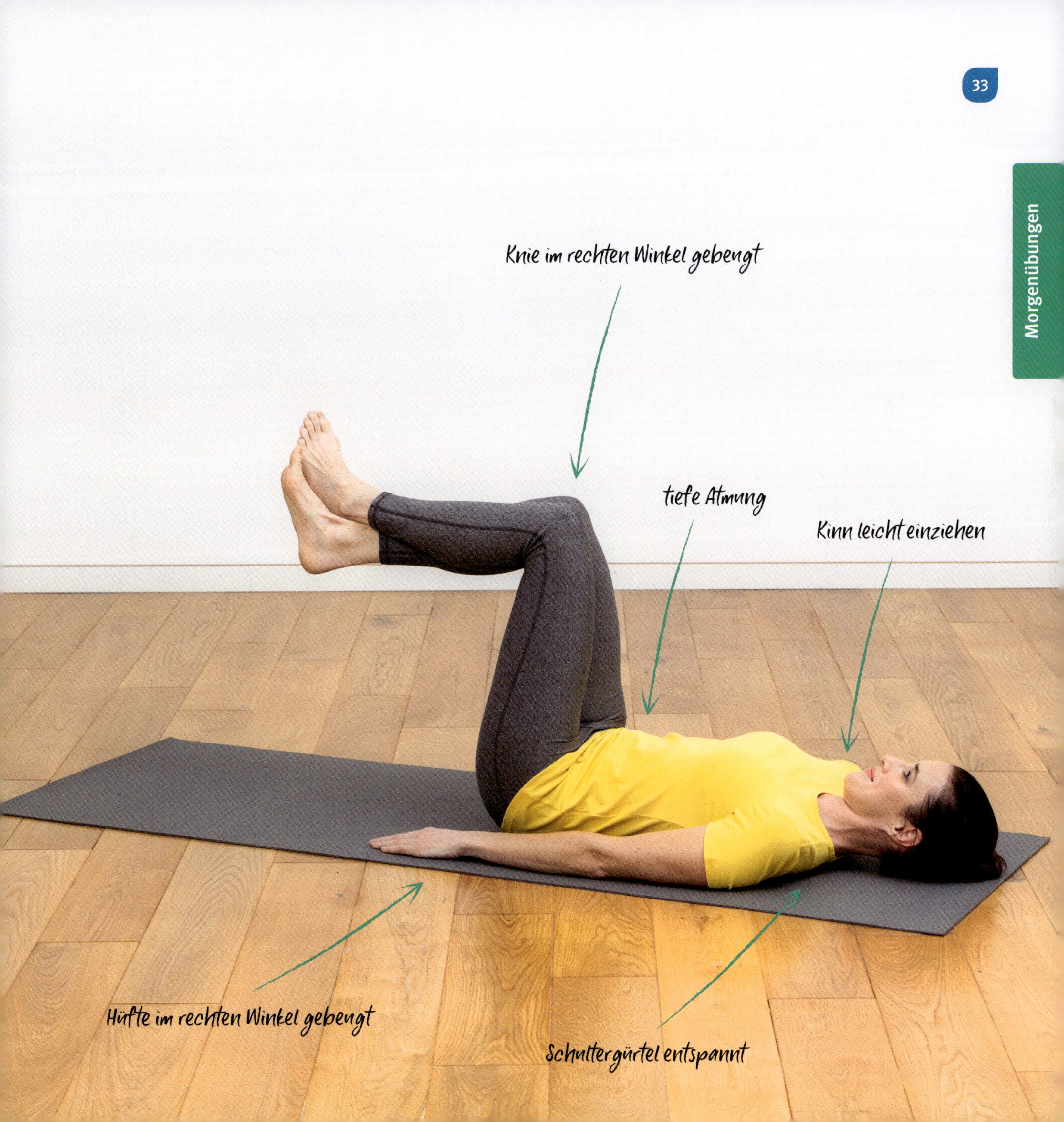
Knie im rechten Winkel gebeugt
tiefe Atmung
Kinn leicht einziehen
Hüfte im rechten Winkel gebeugt
Schultergürtel entspannt

Kniestrampler

1 Sie befinden sich in Rückenlage. Die Beine sind angewinkelt aufgestellt. Die Füße stehen hüftbreit. Der Kopf kann bei Bedarf mit einem Kissen unterlagert werden.

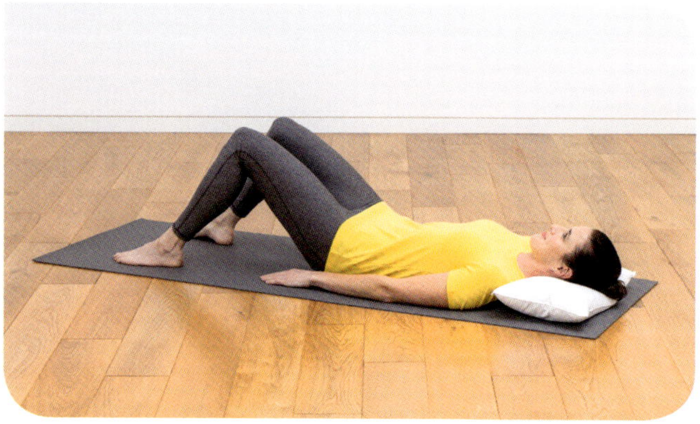

2 Ziehen Sie die Beine vor den Bauch und greifen Sie mit den Händen an die Oberschenkel. Die Fersen liegen am Gesäß.

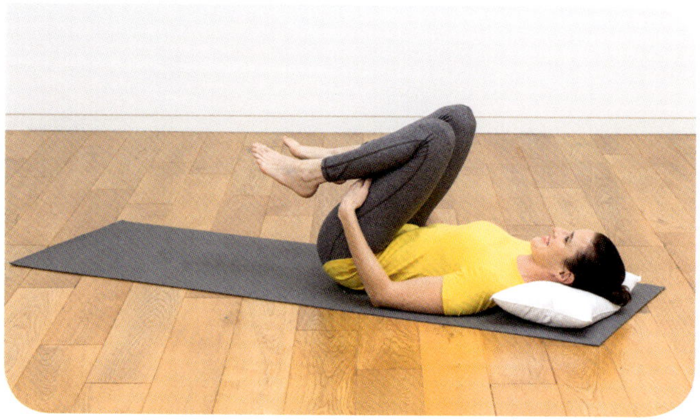

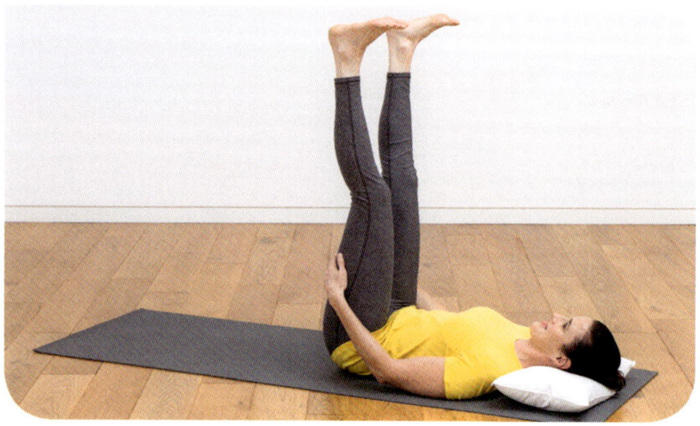

3 Strecken Sie beide Knie langsam, so weit es Ihnen möglich ist. Halten Sie die Streckung für 3 Sekunden. Senken Sie die Unterschenkel wieder ab, bis die Fersen das Gesäß berühren.

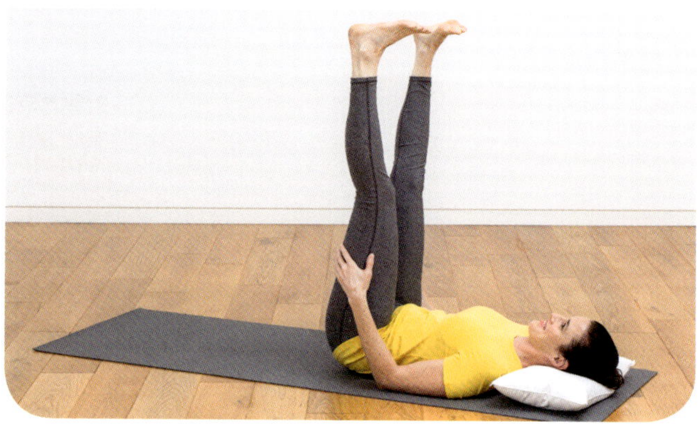

4 Wiederholen Sie Schritt 3. Lassen Sie die Knie mal nach innen und mal nach außen zeigen. 3 × 10 Wiederholungen.

Rückkehr: Lassen Sie die Oberschenkel los und stellen Sie die Beine wieder ab. Entspannen Sie Ihre Oberschenkel mit einigen Lockerungsbewegungen.

Tipp: Als Aufwärmprogramm für die Übung empfehle ich Ihnen den »Morgenanzug« (Seite 26) oder den »einseitigen Rückenschwimmer« (Seite 28).

Das bringt's: Kraft und Beweglichkeit für die Oberschenkel. Sie dehnen Ihre Beinrückseiten und kräftigen die Schenkelstrecker.

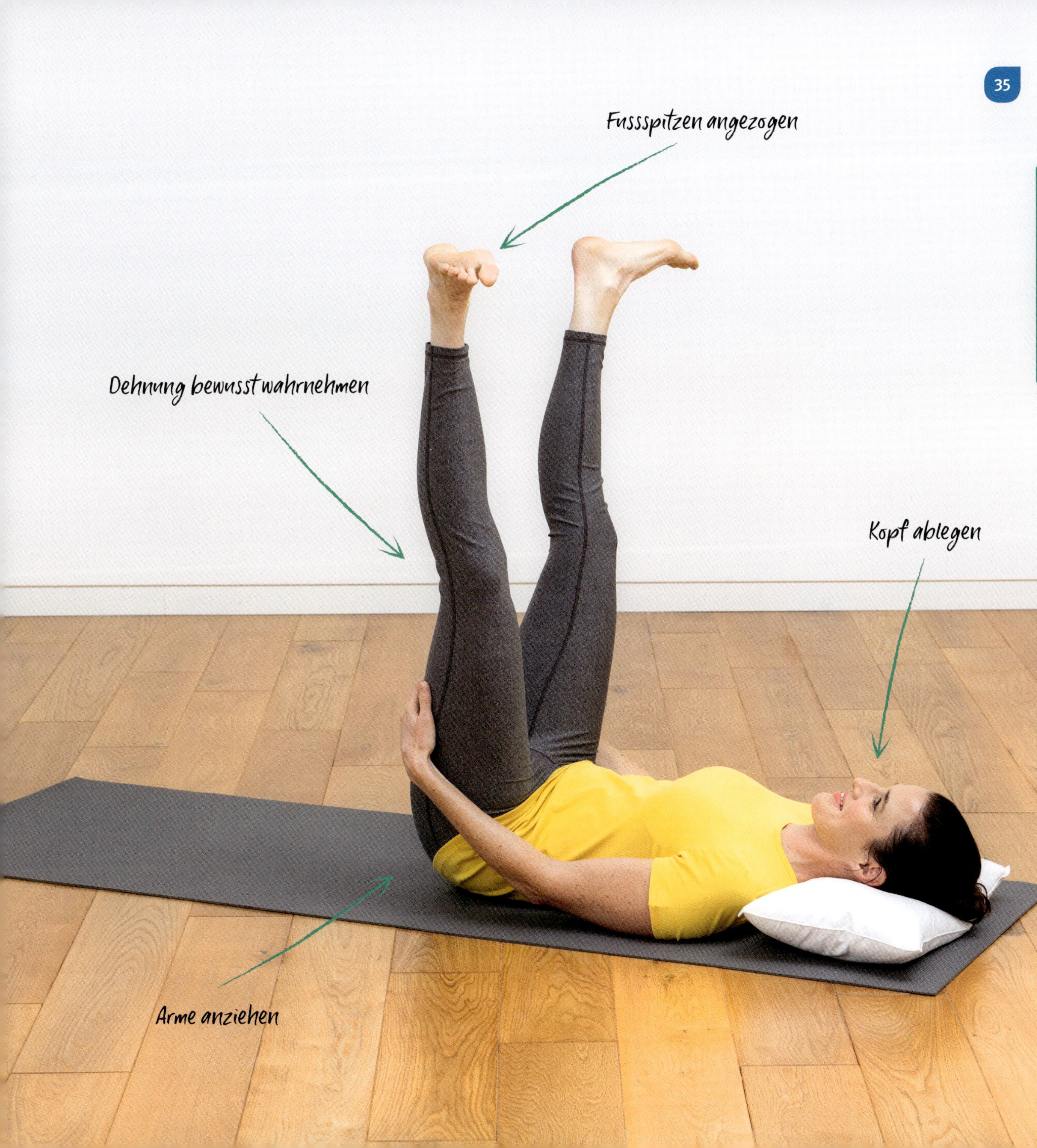
Fussspitzen angezogen
Dehnung bewusst wahrnehmen
Kopf ablegen
Arme anziehen

Morgen-Muschel

1 Starten Sie in Seitenlage. Die Beine liegen aufeinander und sind leicht angewinkelt. Fersen, Becken und Kopf liegen in einer geraden Linie.

2 Ziehen Sie den Bauchnabel ein und behalten Sie Fersenkontakt, während Sie das rechte Bein abspreizen.

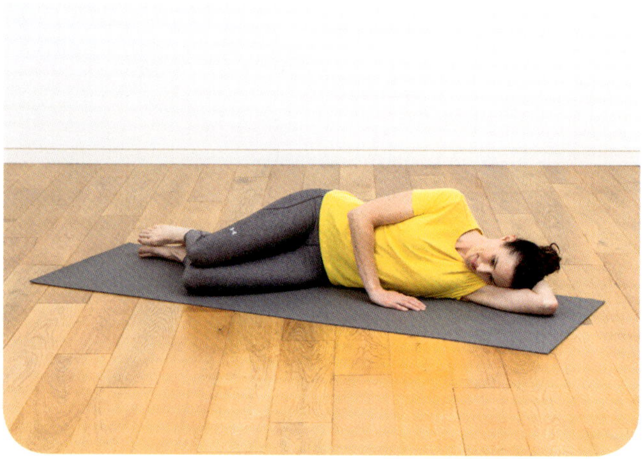

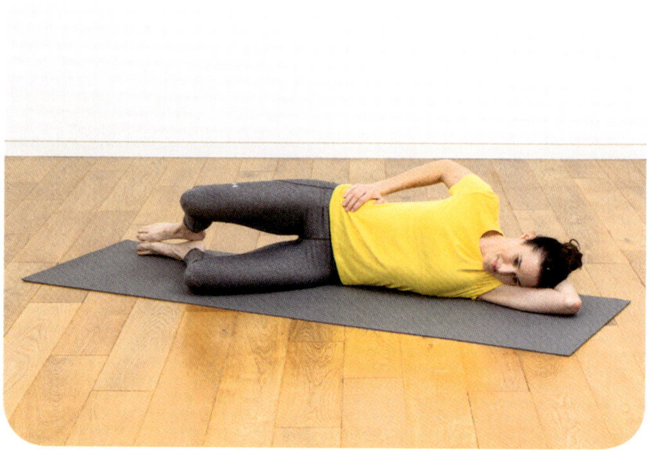

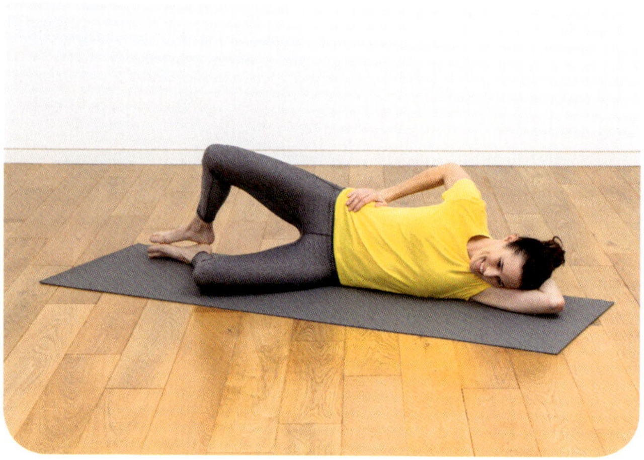

3 Das Becken und der untere Rücken bleiben stabil und unbewegt. Genießen Sie die gesunde Anspannung am Ende der Bewegung für 2–3 Sekunden.

Rückkehr: Senken Sie das Bein wieder ab. Streben Sie eine schön fließende Bewegung an. Lassen Sie eine kurze Berührung der Knie zu. Das rechte Bein nicht ablegen! 3 × 12 Wiederholungen auf jeder Seite.

Tipp: Fühlt sich die Abwärtsbewegung etwas »ruckelig« an? Das ist am Anfang ganz normal. Die Bewegung wird mit zunehmender Trainingserfahrung immer flüssiger.

Das bringt's: Gesunde Beinachsen starten in den Hüften! Sie stärken die wichtigen Auswärtsdreher (unter anderem den M. piriformis) der Hüften und bringen damit Ihre Beine in eine gesunde Stellung.

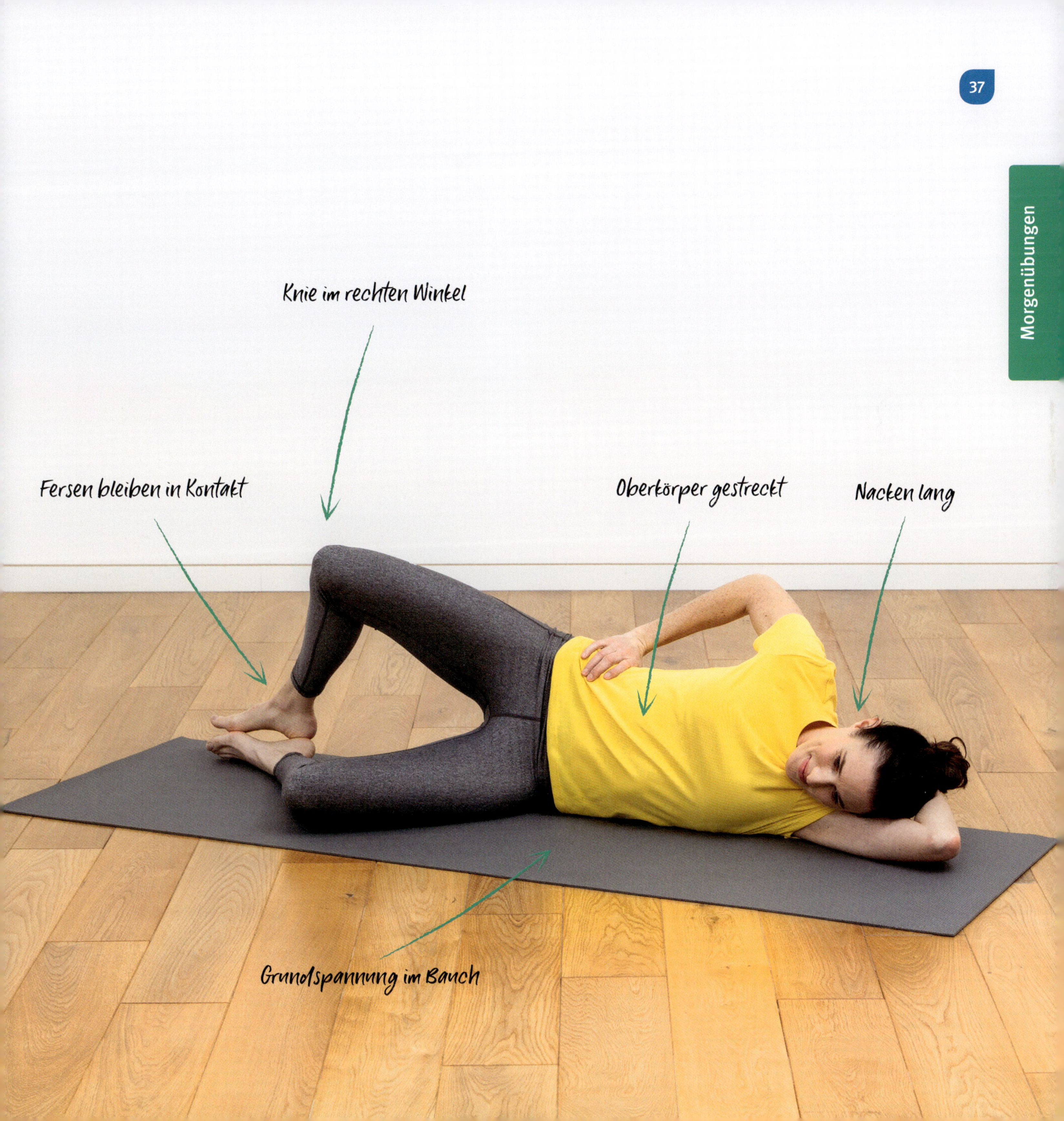
Knie im rechten Winkel
Fersen bleiben in Kontakt
Oberkörper gestreckt
Nacken lang
Grundspannung im Bauch

Kniekletterer

1 Startposition ist die Bauchlage. Die Hände liegen unter der Stirn aufeinander. Das Kinn ist eingezogen.

2 Bringen Sie Ihre Arme in die U-Halte. Dabei sind die Ellenbogen in 90°-Beugung und auf Schulterhöhe. Drehen Sie Ihren Kopf nach rechts.

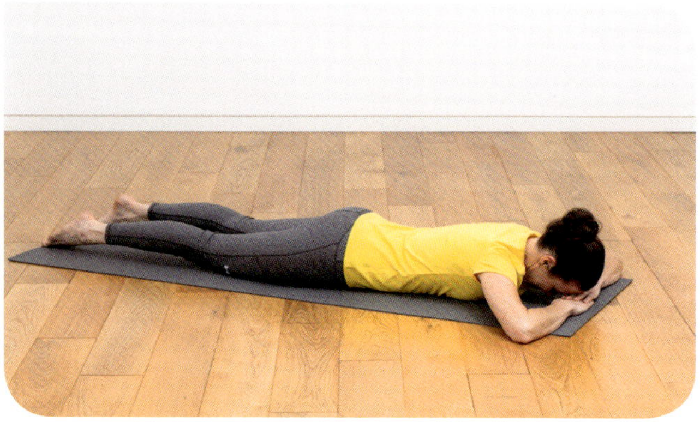

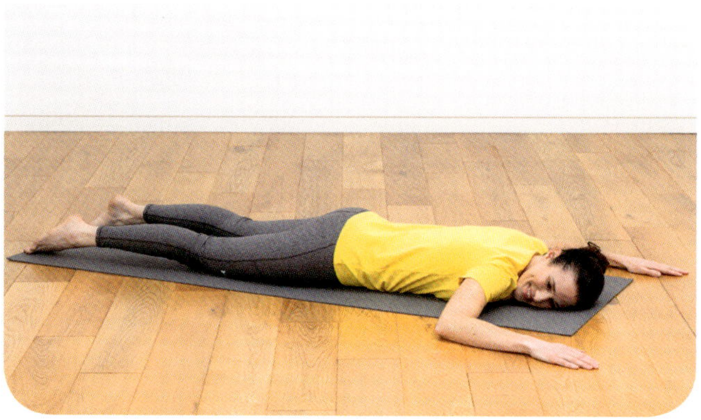

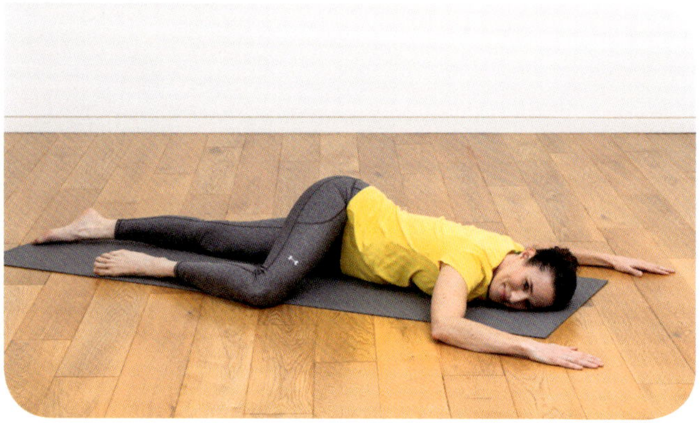

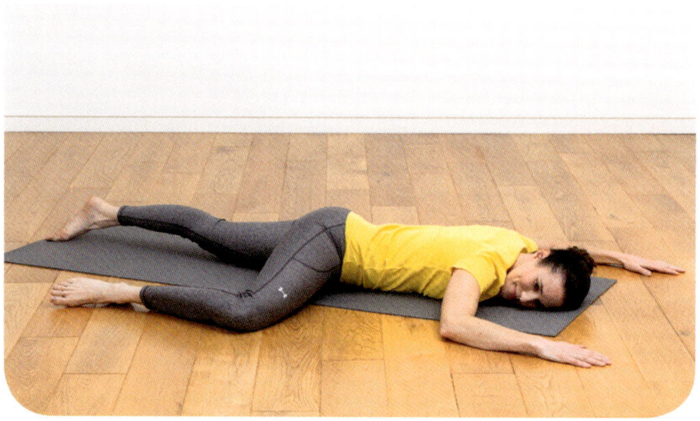

3 Ziehen Sie das rechte Bein neben dem Körper hinauf. Achten Sie bitte darauf, dass die Bewegung nur mit dem Bein und der Hüfte ausgeführt wird. Das Becken bewegt sich nicht mit.

4 Schieben Sie das rechte Knie zur Seite, bis auf der Schenkelinnenseite eine sanfte Dehnung einsetzt. Sie dürfen eine sanfte Dehnung auf der Schenkelinnenseite spüren. Atmen Sie 12-mal tief durch, 3 × beidseits.

Rückkehr: Das Bein langsam in die Streckung zurückführen. Die Hände finden sich wieder unter der Stirn. Der Kopf liegt wieder in Mittelstellung.

Tipp: Spüren Sie bei dieser schönen Übung, wie schon kleine Veränderungen das angenehme Dehnungsgefühl intensivieren. Genießen Sie die Entspannung.

Das bringt's: Sie entspannen Ihre kurzen Adduktoren (Beinanzieher). So wird der kniebelastenden und verletzungsträchtigen X-Bein-Stellung vorgebeugt.

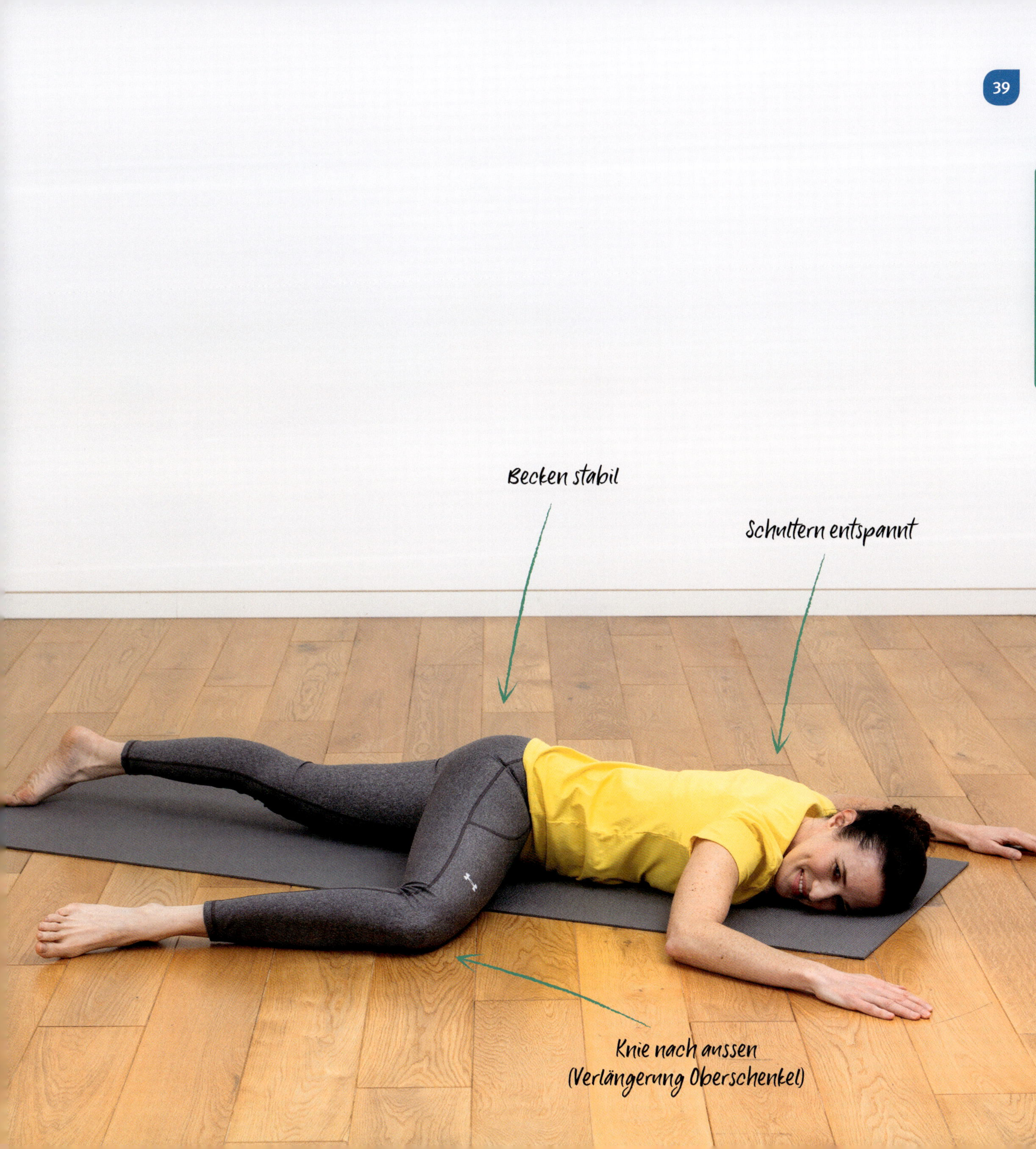
Becken stabil
Schultern entspannt
Knie nach aussen
(Verlängerung Oberschenkel)

Get your kicks

1 Sie liegen in der Bauchlage. Die Hände liegen aufeinander unter Ihrer Stirn. Der Nacken ist lang. Ihre Schultern sind entspannt.

2 Führen Sie Ihre linke Ferse langsam in Richtung Gesäß, bis eine sanfte Dehnung im vorderen Oberschenkel einsetzt.

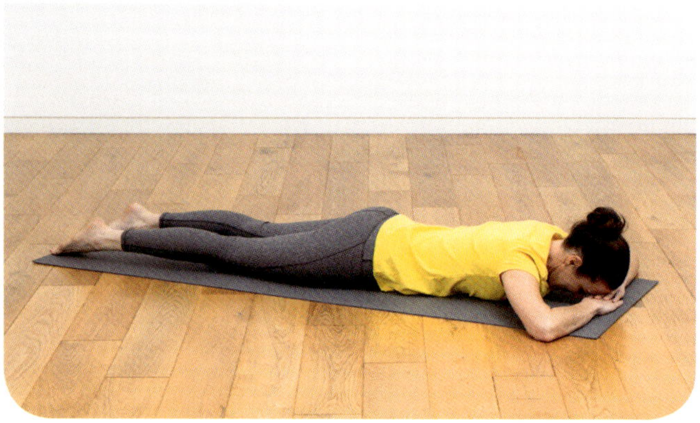

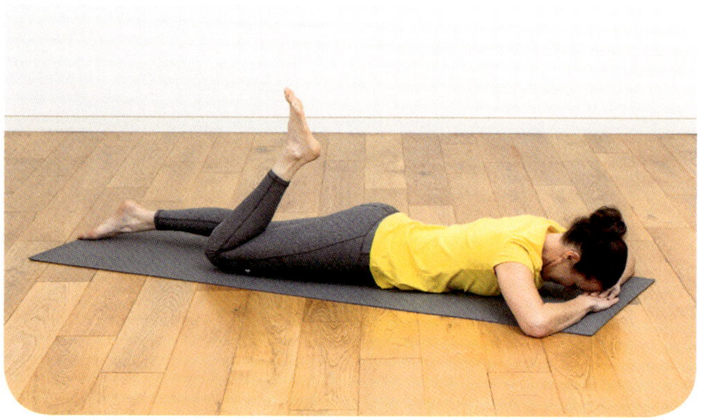

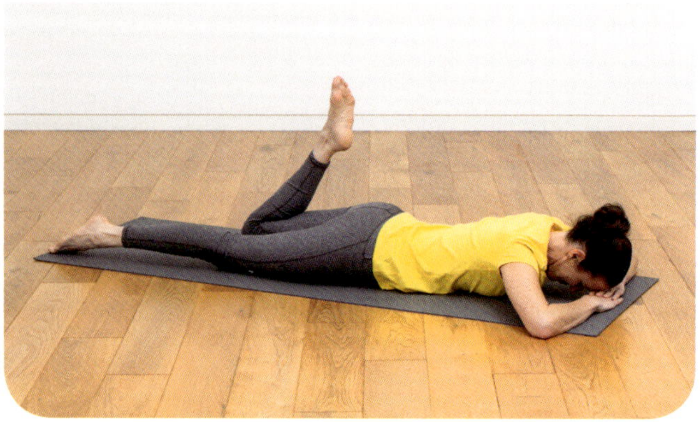

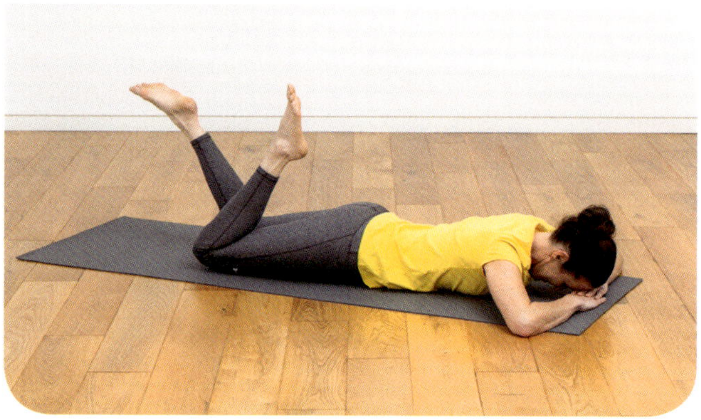

3 Strecken Sie das Bein wieder und wechseln Sie die Seite. Spüren Sie die Dehnung auf einer Seite stärker? Dann wäre die Übung »Zwischen Tisch und Stuhl« (Seite 68) genau richtig für dieses Bein.

4 Beschleunigen Sie ganz sanft die Bewegungen. Achten Sie aber bitte darauf, dass die Bewegung fließend bleibt und Ihr Becken stabil auf der Unterlage liegen bleibt. 30–60 Wiederholungen.

Rückkehr: Legen Sie die Beine wieder gestreckt ab. Wenn Sie mögen, können Sie im Vierfüßlerstand Ihre Lendenwirbelsäule mit einigen »Katze-Kuh-Bewegungen« entspannen.

Tipp: Auch wenn die Übung einfach erscheint: Auf eine saubere Ausführung achten! Becken und Lendenwirbelsäule stabil halten.

Das bringt's: Sie spüren, wie beweglich Ihre Knie sind. Die Schenkelstrecker werden sanft gedehnt und die Kniegelenke frisch geschmiert. Einem perfekten Start in den Tag steht nichts mehr im Wege.

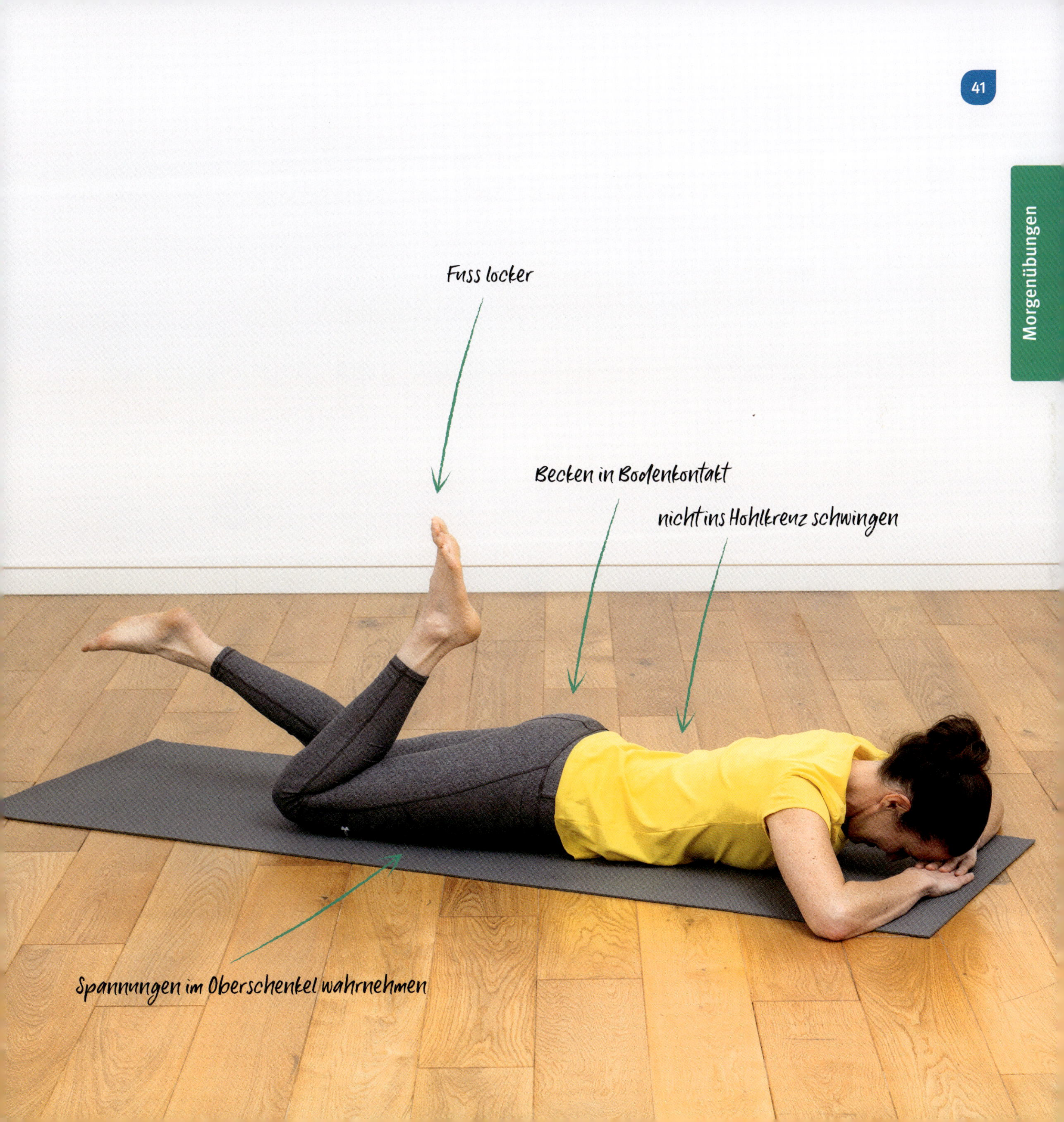
Fuss locker
Becken in Bodenkontakt
nicht ins Hohlkreuz schwingen
Spannungen im Oberschenkel wahrnehmen

Strahlendes Lächeln und starke Unterschenkel

1 Diese Übung lässt sich super während des Zähneputzens durchführen! Sie stehen hüftbreit mit gestrecktem Oberkörper. Die Knie sind leicht nach außen gerichtet.

2 Steigen Sie auf in den Zehenstand. Achten Sie darauf, dass dabei die Vorfüße schön gleichmäßig belastet sind.

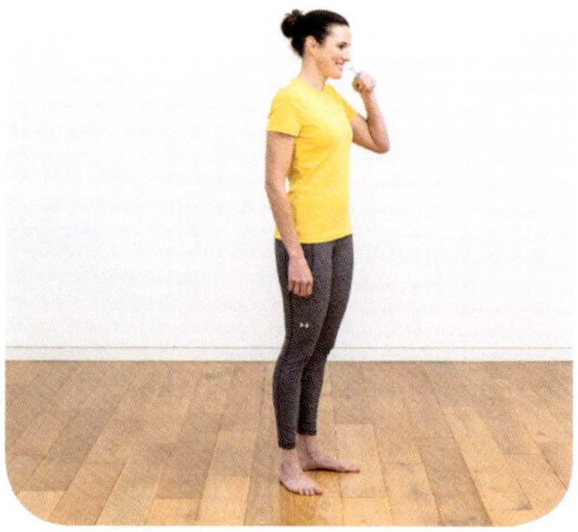

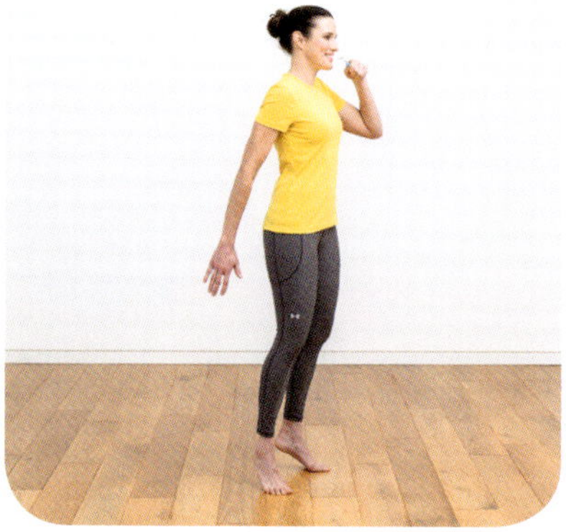

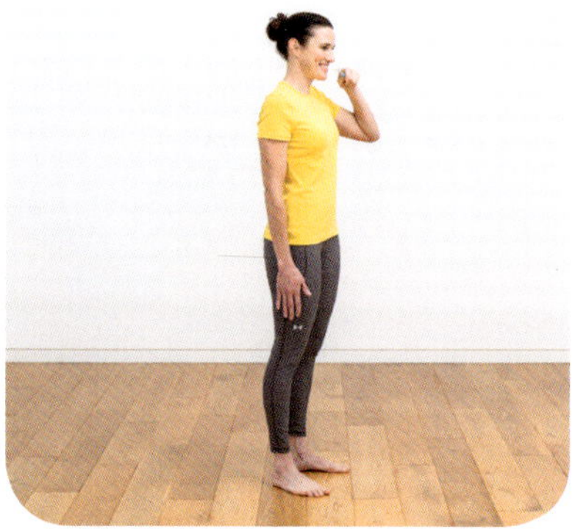

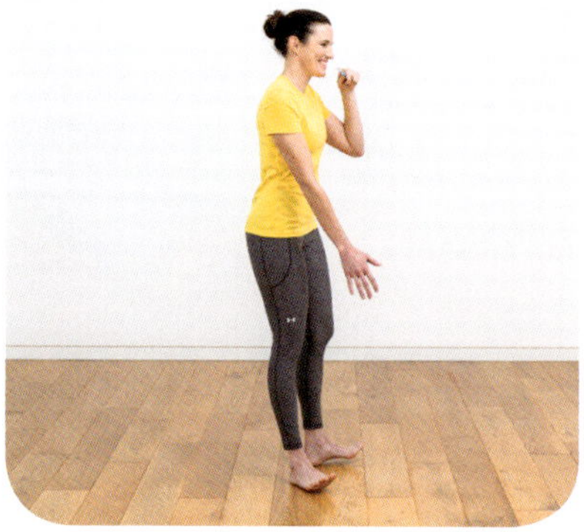

3 Senken Sie nun die Fersen wieder zum Fußboden und rollen Sie die Füße nach hinten ab.

4 Am Ende dieser Abrollbewegung stehen Sie nur noch auf den Fersen. Nur kurz die Position halten und dann direkt wieder zurück in den Zehenstand. 3 × 10 Wiederholungen.

Rückkehr: Sie gehen wieder in den normalen Stand zurück. Entspannen Sie Ihre Waden. Dazu eignet sich die »Wadenstretch« (Seite 70).

Tipp: Sind Sie anfangs im Fersenstand noch etwas unsicher, machen Sie die Übung nicht nebenbei, sondern in einer gezielten Trainingseinheit, um erst einmal sicher zu werden.

Das bringt's: starke Unterschenkelmuskeln und bewegliche Sprunggelenke. Beides unterstützt gesunde Knie.

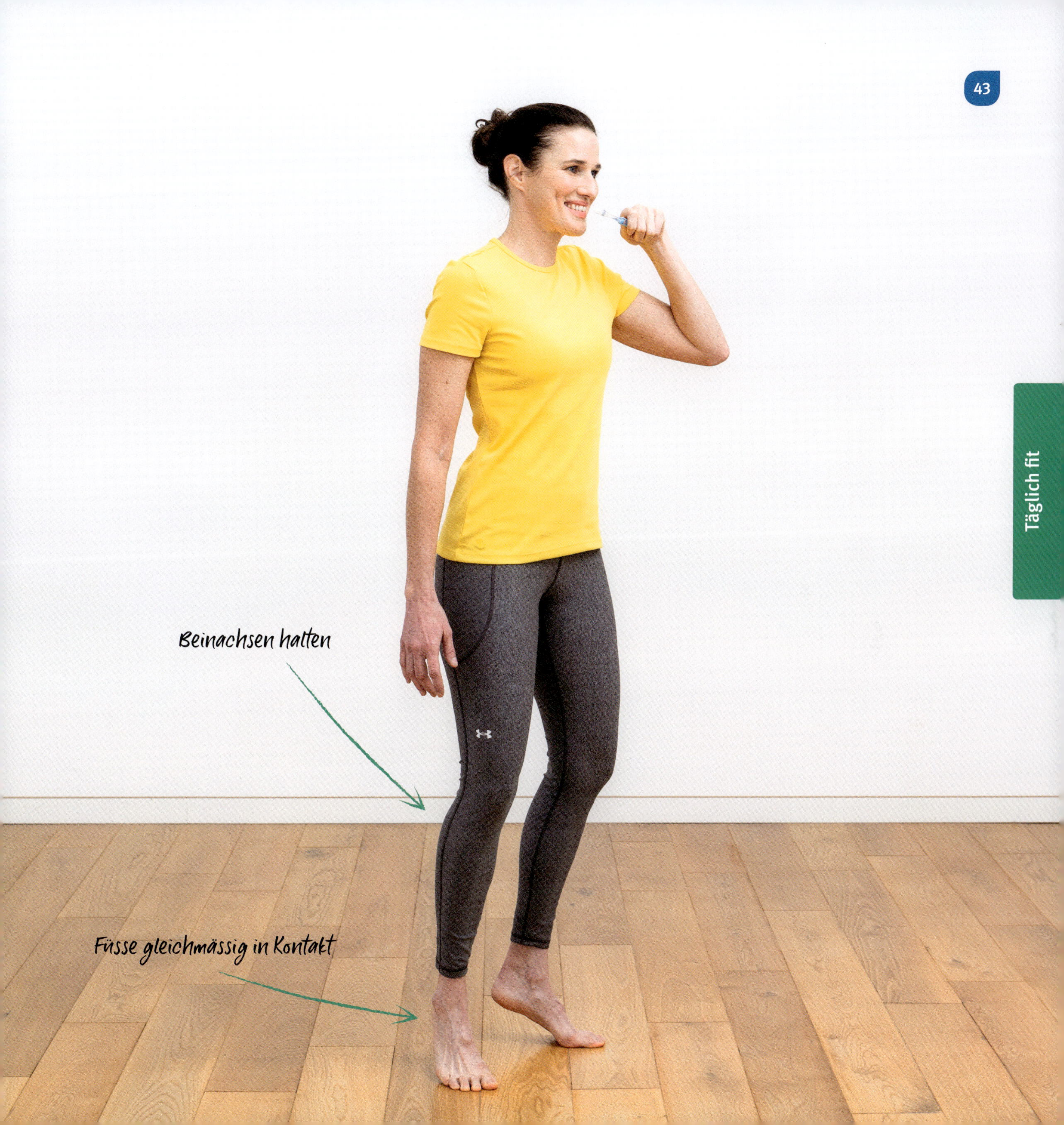
Beinachsen halten
Füsse gleichmässig in Kontakt

leichte Seitenkraft

1 Sie stehen hüftbreit hinter einem Stuhl. Ihre linke Hand schwebt über der Rückenlehne. Die andere Hand ruht auf dem Beckenkamm.

2 Verlagern Sie Ihr Gewicht auf den linken Fuß und führen Sie Ihr rechtes Bein gestreckt zur Seite in die sogenannte Abduktion (Abspreizung).

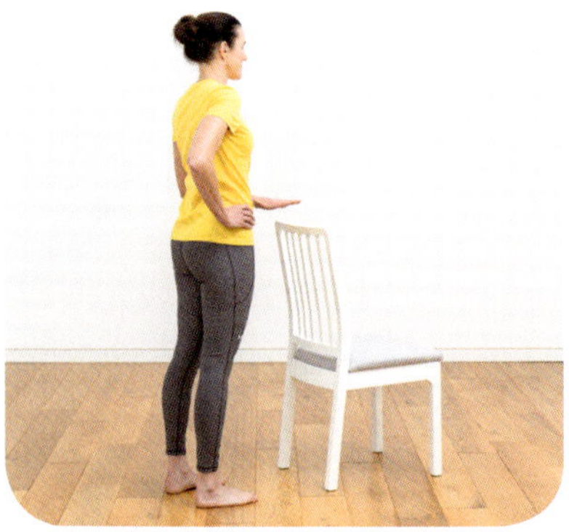

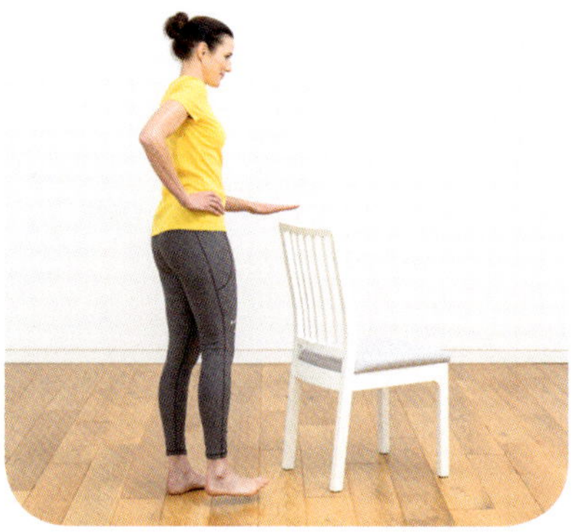

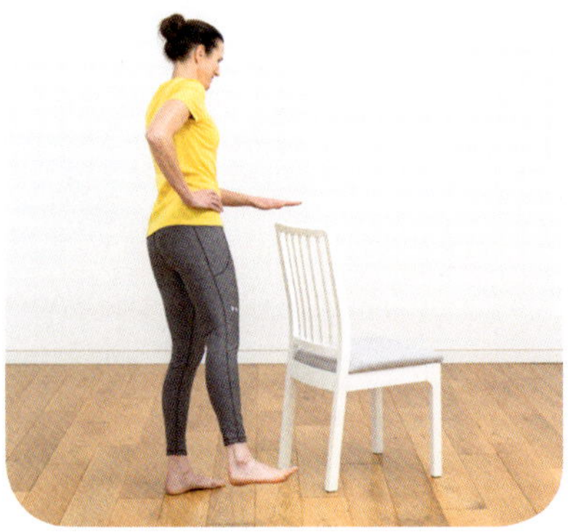

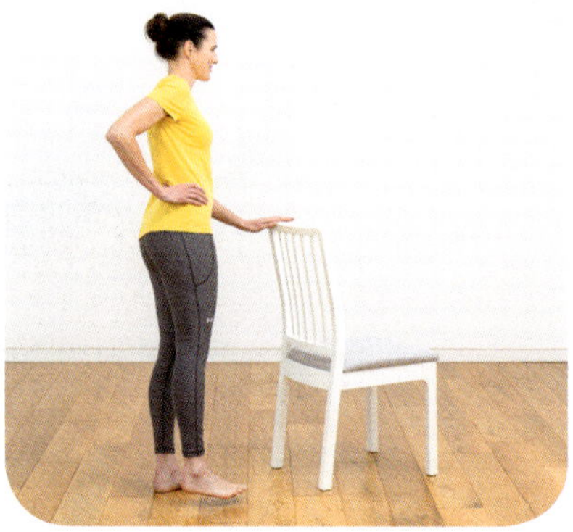

3 Achten Sie darauf, dass die Bewegung nur aus der Hüfte erfolgt! Sobald Sie mit der rechten Hand spüren, dass der Beckenkamm aufsteigen möchte, stoppen Sie die Bewegung des Beins.

4 Führen Sie das Bein zurück in die herangezogene Position (Adduktion). Der rechte Fuß bleibt in der Luft. 3 × 12 Wiederholungen.

Variante: Trainieren Sie zusätzlich Ihren Gleichgewichtssinn und Ihre Tiefensensibilität (Propriozeption), indem Sie während der Übung die Augen schließen.

Tipp: Machen Sie die Übung barfuß und achten Sie darauf, dass der Standfuß stabil in gesunder Stellung bleibt.

Das bringt's: Sie trainieren Ihre Beinabspreizer (Abduktoren), Ihren Gleichgewichtssinn und Ihre Standfestigkeit. Einfache Übung – starke Wirkung!

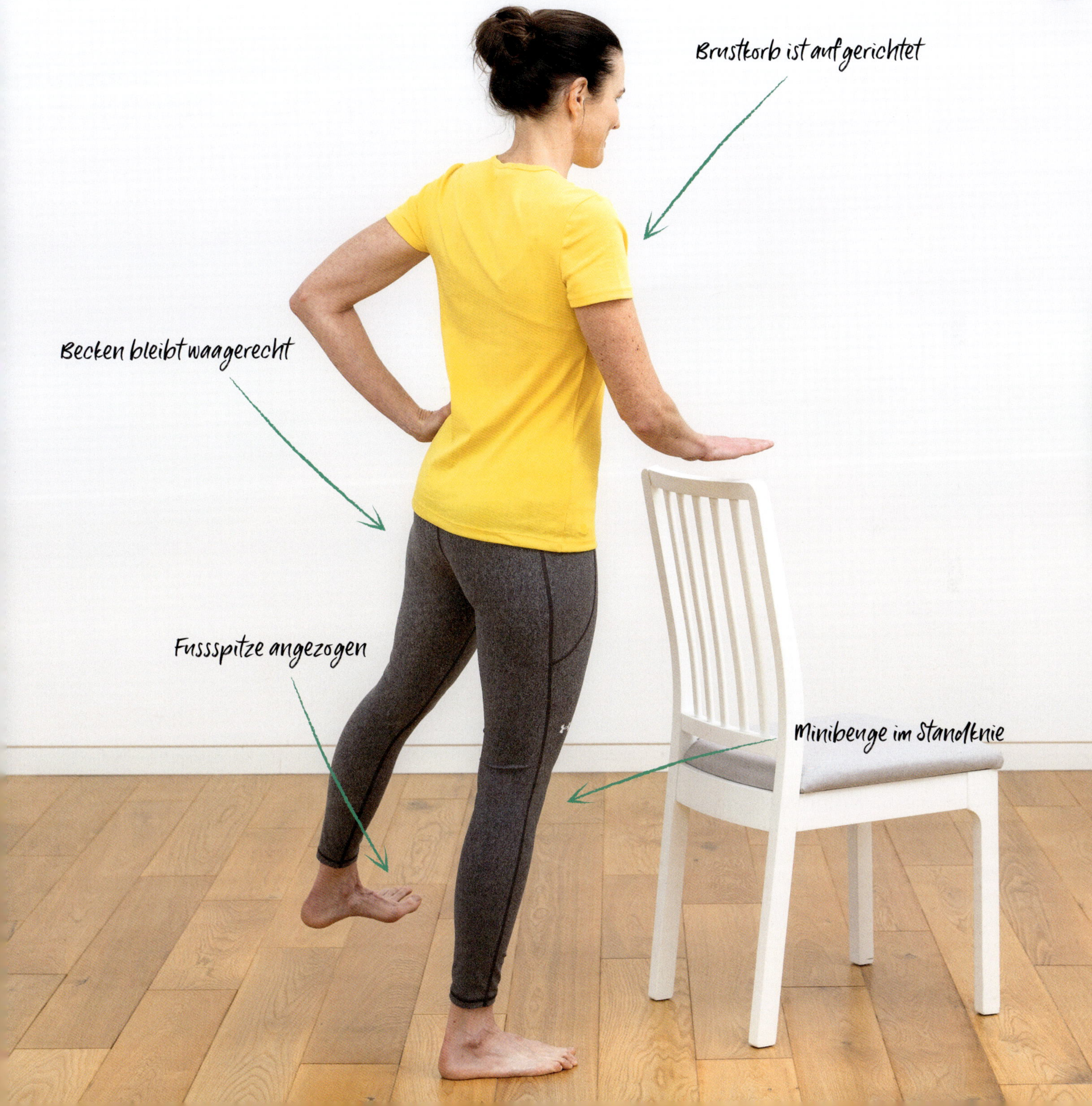
Brustkorb ist aufgerichtet
Becken bleibt waagerecht
Fussspitze angezogen
Minibenge im Standknie

Powerslide

1 Sie stehen neben einem Stuhl. Ihre Hand halten Sie so, dass Sie sich jederzeit festhalten können. Die Füße stehen hüftbreit nebeneinander.

2 Schieben Sie den rechten Fuß, so weit es geht, zur Seite. Auf einem glatten Untergrund können Sie einen Putzlappen unter den Fuß legen.

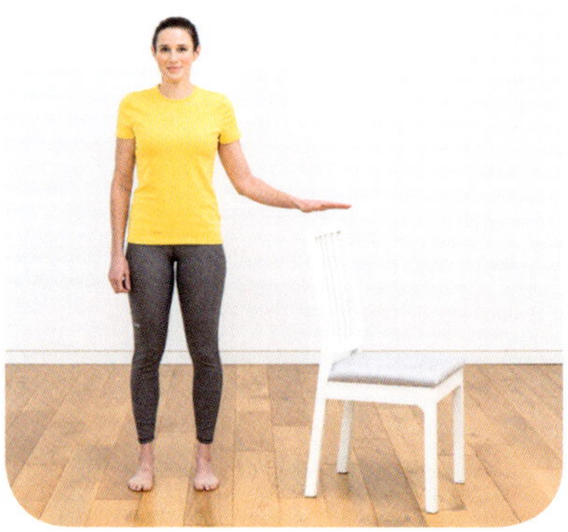

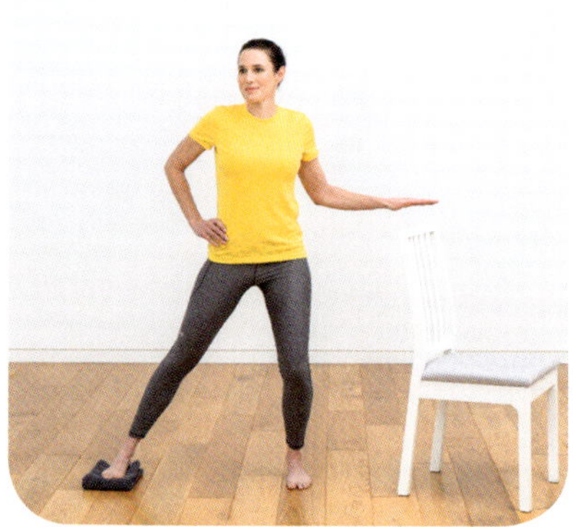

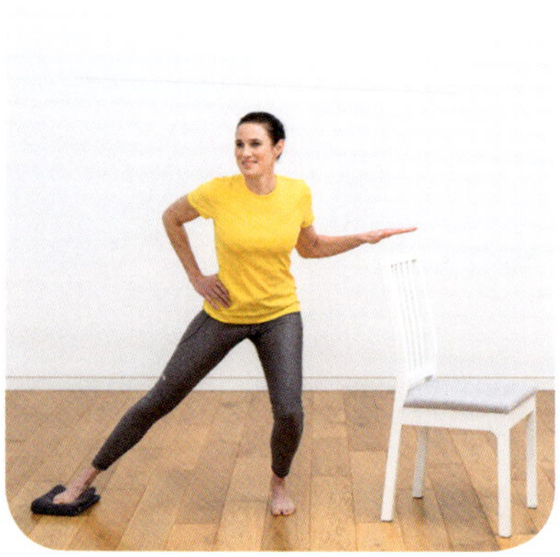

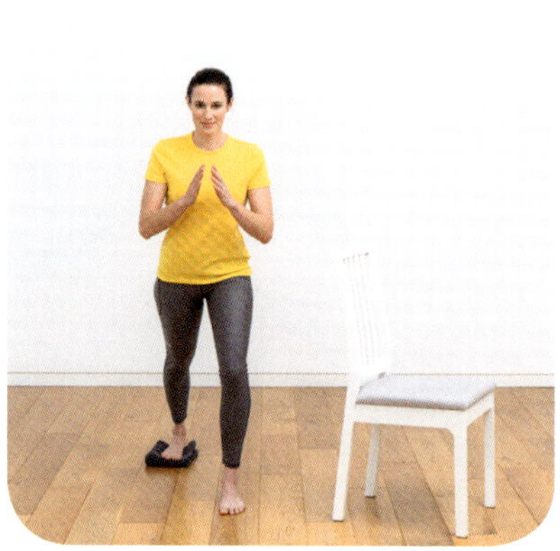

3 Während der rechte Fuß zur Seite schiebt, beugt sich das rechte Knie. Achten Sie dabei auf Ihre gesunde Knieachse. Lassen Sie keine Ausweichbewegung in O- oder X-Bein zu.

4 Ziehen Sie den rechten Fuß zurück neben den linken und schieben Sie ihn nun über den Boden nach hinten. Halten Sie mit der Ferse Kontakt zum Untergrund. Sobald sich die Ferse löst, 3 × 12 Schubbewegungen.

Rückkehr: Beide Füße stehen hüftbreit auseinander. Entspannen Sie die Oberschenkel und wenn nötig auch den Schultergürtel.

Tipp: Kontrollieren Sie die Bewegungen nur anfangs mit den Augen. Verlassen Sie sich lieber auf Ihre Tiefensensibilität. Sie schützt uns beim Sport vor Verletzungen.

Das bringt's: kräftige Gesäß- und Oberschenkelmuskulatur. Ihre Schenkelinnenseiten werden in der Seitwärts- und die Hüftbeuger in der Rückwärtsbewegung gedehnt.

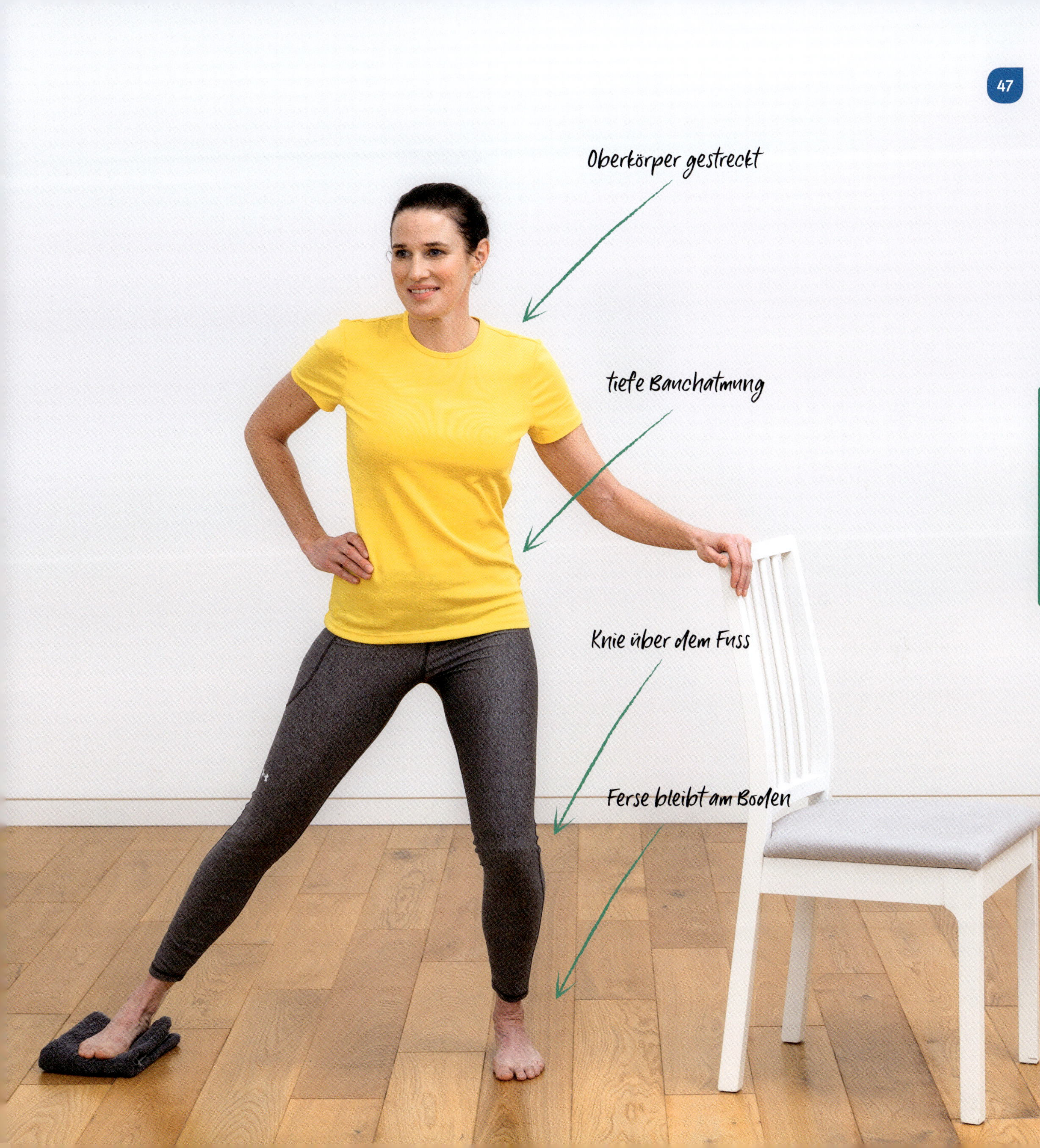
Oberkörper gestreckt
tiefe Bauchatmung
Knie über dem Fuss
Ferse bleibt am Boden

Guten Morgen

1 Die Startposition ist der hüftbreite Stand. Die Füße sind gleichmäßig belastet. Die Knie sind minimal gebeugt und zeigen leicht nach außen.

2 Führen Sie die Fingerspitzen beider Hände zum Kopf. Die Ellenbogen gehen nach hinten und die Schultern tief.

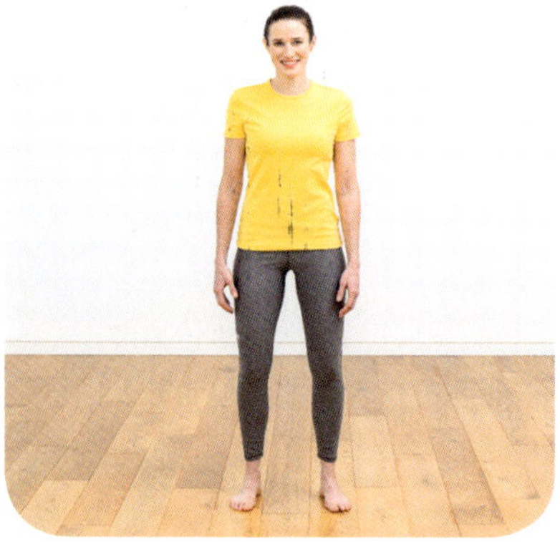

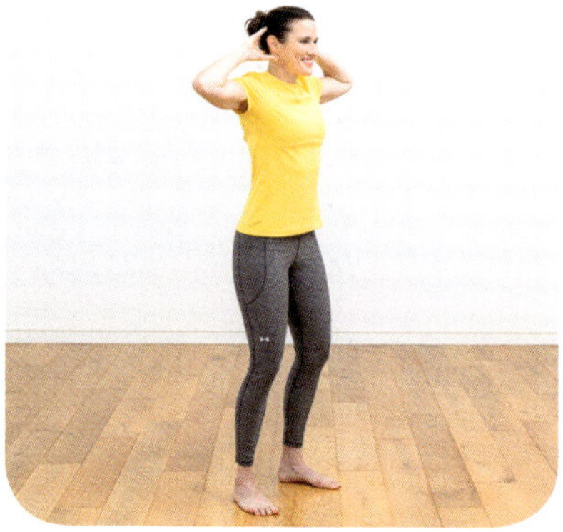

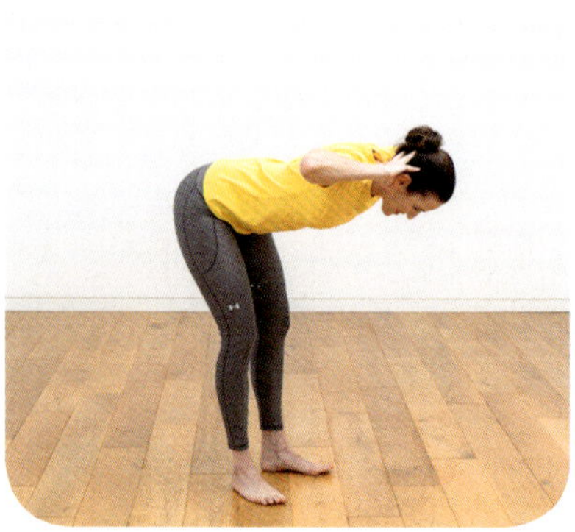

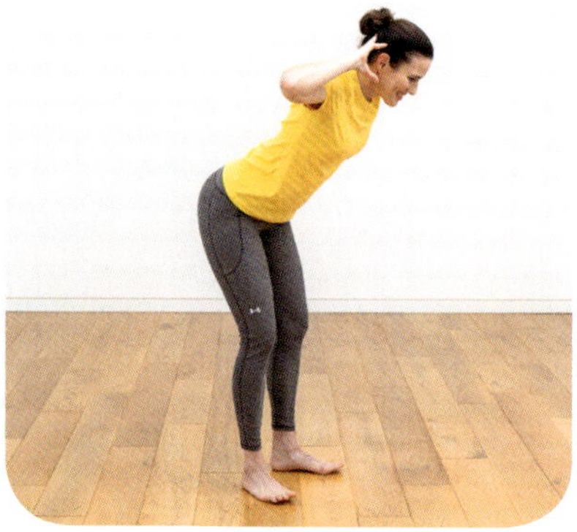

3 Senken Sie den Oberkörper nach vorne. Wenn Sie in der hinteren Schenkelmuskulatur eine leichte Dehnung spüren, sollten Sie die Bewegung beenden.

4 Heben Sie den gestreckten Oberkörper, bis Sie sich wieder im aufrechten Stand befinden. Achten Sie auf Ihre Füße: Die Zehen bitte nicht in den Boden »krallen«. 3 × 10 Wiederholungen.

Rückkehr: Lassen Sie die Arme sinken. Entspannen Sie Ihre Schultern und den unteren Rücken.

Tipp: Senken Sie den Oberkörper deutlich langsamer, als Sie ihn aufrichten.

Das bringt's: einen starken Rücken und kraftvolle hintere Schenkelmuskulatur. Die ist absolut wichtig für gut gesicherte Knie in Start-Stop-Sportarten.

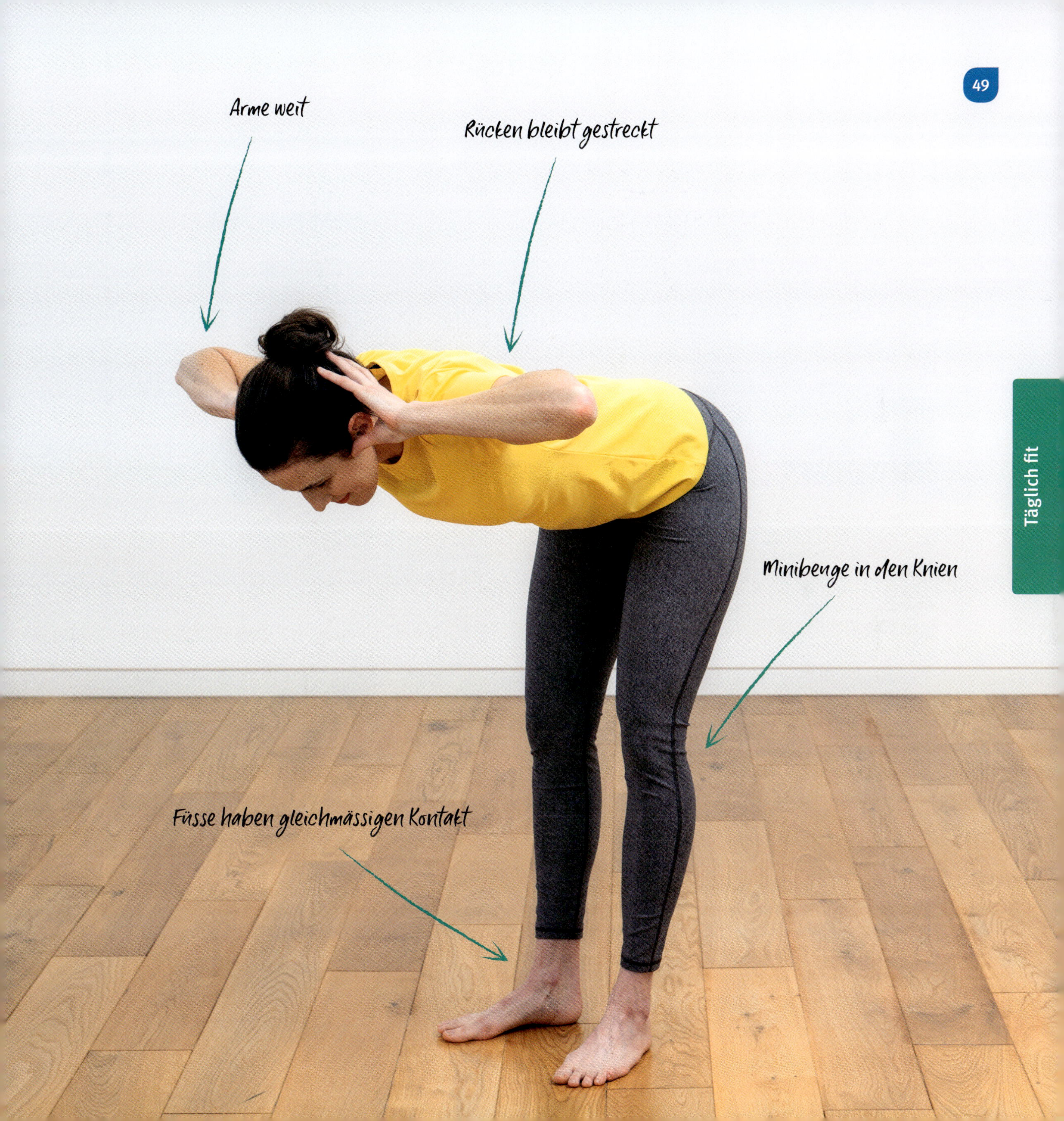
Arme weit
Rücken bleibt gestreckt
Minibenge in den Knien
Füsse haben gleichmässigen Kontakt

Stairway to heaven

1 Sie stehen hüftbreit vor einer Treppenstufe oder einem Stepper. Der Oberkörper ist aufgerichtet. Die Arme und der Schultergürtel entspannt.

2 Setzen Sie Ihren rechten Fuß auf die Stufe. Ihr Oberkörper streckt sich über das rechte Bein. Der linke Arm geht gebeugt vor.

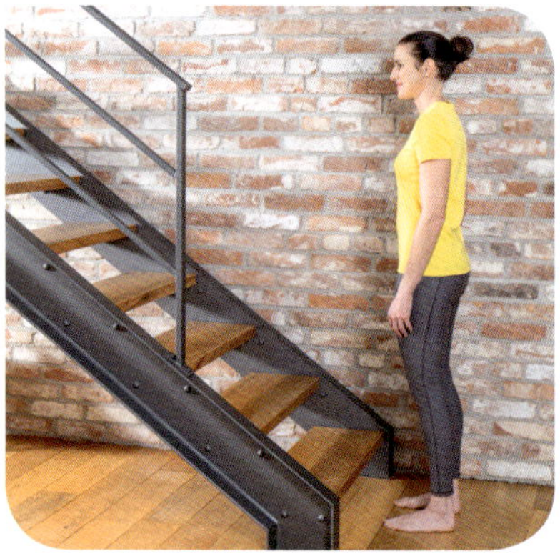

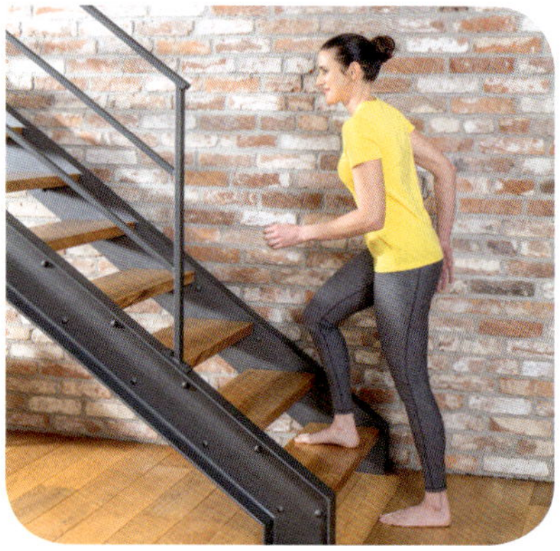

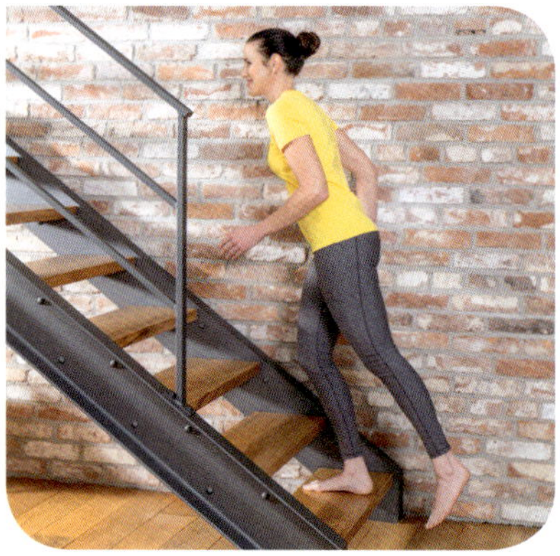

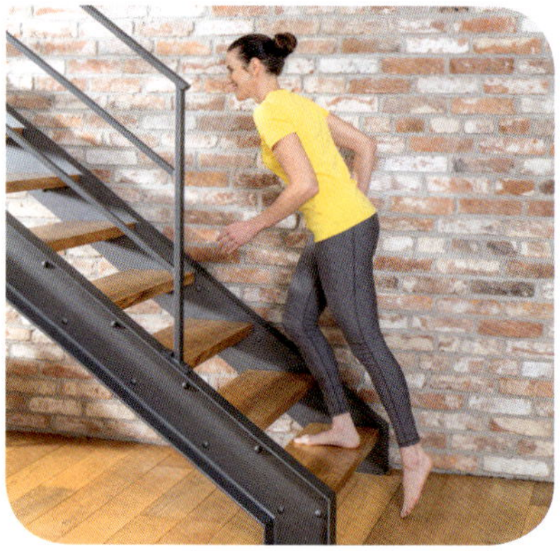

3 Strecken Sie langsam Ihr rechtes Bein. Weichen Sie nicht ins X- oder O-Bein aus. Ziehen Sie das linke Bein aufwärts zur Stufe.

4 Nachdem Sie mit dem linken Fuß die Stufe nur kurz berührt haben, gehen Sie mit ihm wieder in Richtung Fußboden. Wieder tippt der linke Fuß nur leicht auf den Boden. 3 × 10 Wiederholungen beidseits.

Rückkehr: Nach der letzten Wiederholung setzen Sie beide Füße wieder vor die Stufe und entspannen Ihre Beine und den Schulterbereich.

Tipp: Diese Übung kann auch abwärts trainiert werden. In langsamer Ausführung ist diese Variante eine tolle Vorbereitung auf die Einbeinkniebeuge.

Das bringt's: starke Oberschenkel und ein tolles Gespür für Ihre gesunden Beinachsen. Exzentrisch durchgeführt kann die Übung bei Reizungen der Kniescheibensehne (Patellasehne) helfen.

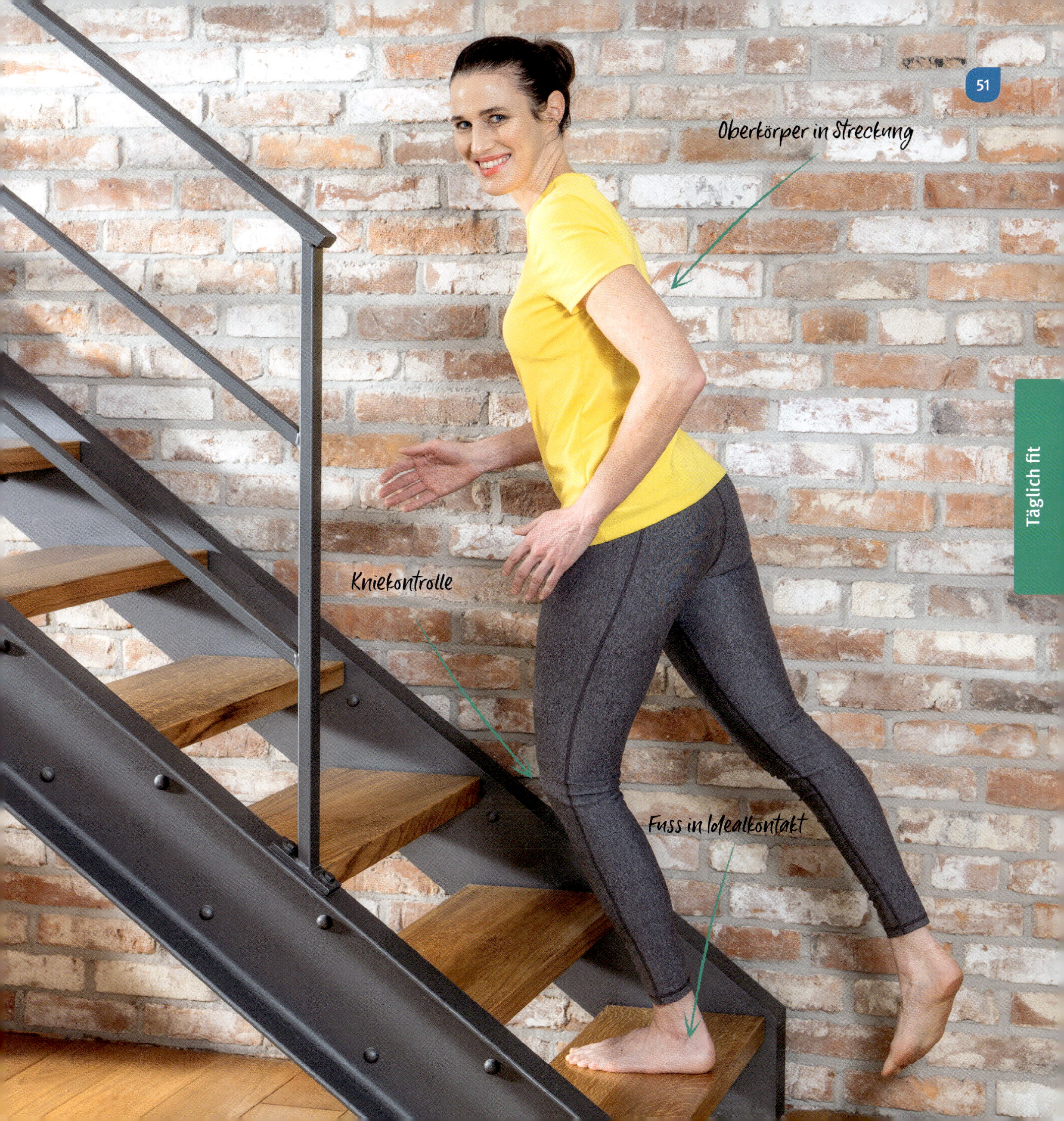
Oberkörper in Streckung
Kniekontrolle
Fuss in Idealkontakt

Küchen-Sumo

1 Stellen Sie sich vor ein stabiles Möbelstück. Die Füße stehen in doppelter Hüftbreite. Die Füße sind ca. 15 cm vom Möbel entfernt und nach außen gerichtet.

2 Gehen Sie nach unten in die Sumo-Kniebeuge. Achten Sie darauf, dass Ihre Knie das Möbelstück nicht berühren.

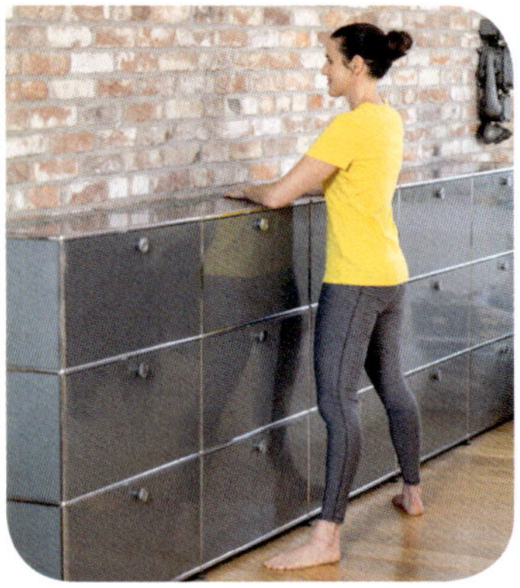

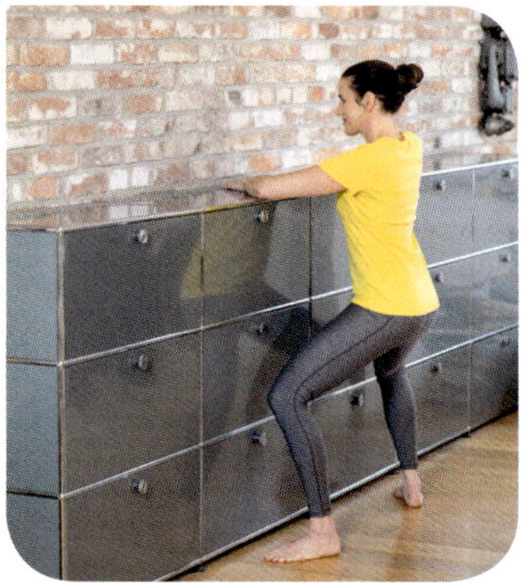

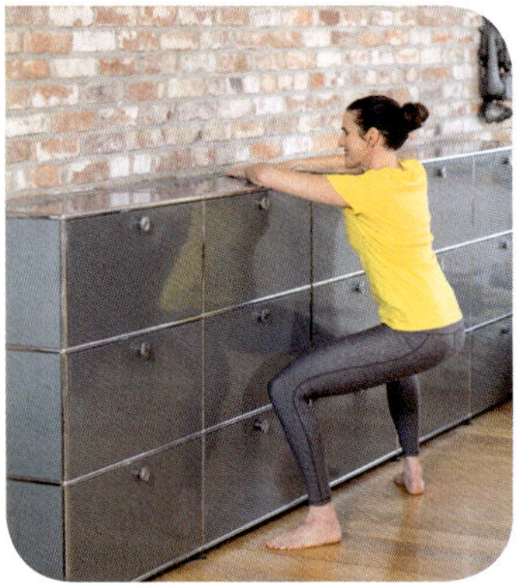

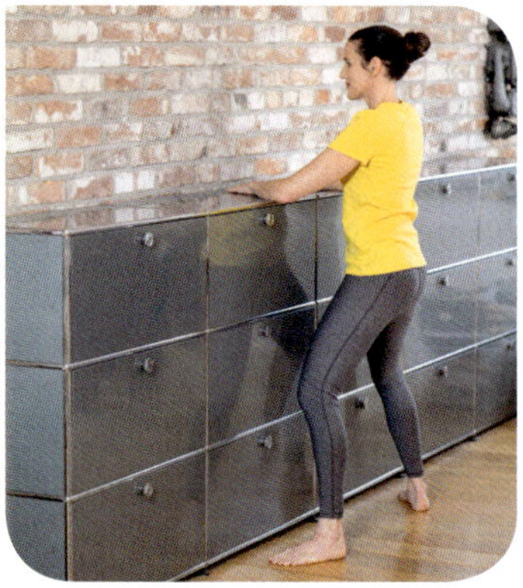

3 Bleiben Sie einen kurzen Moment (ca. 3 Sekunden) in der Beugeposition und spüren Sie, welche Muskeln gedehnt oder angespannt werden.

4 Gehen Sie wieder nach oben in die Ausgangsposition, um dann in die nächste Wiederholung zu starten. Bewegen Sie sich im Atemfluss. 3 × 10 Wiederholungen.

Rückkehr: Kehren Sie langsam zurück in den hüftweiten Stand und lockern Sie Ihre Gesäß- und Oberschenkelmuskeln.

Tipp: Fällt die Hüftöffnung am Anfang schwer? Dann können Sie sich auch hinter einen Stuhl oder Sessel stellen und sich daran festhalten.

Das bringt's: Sie kräftigen die Oberschenkel und die Gesäßmuskeln. Ihre Hüften werden in die Auswärtsdrehung (Außenrotation) und Abspreizung (Abduktion) mobilisiert.

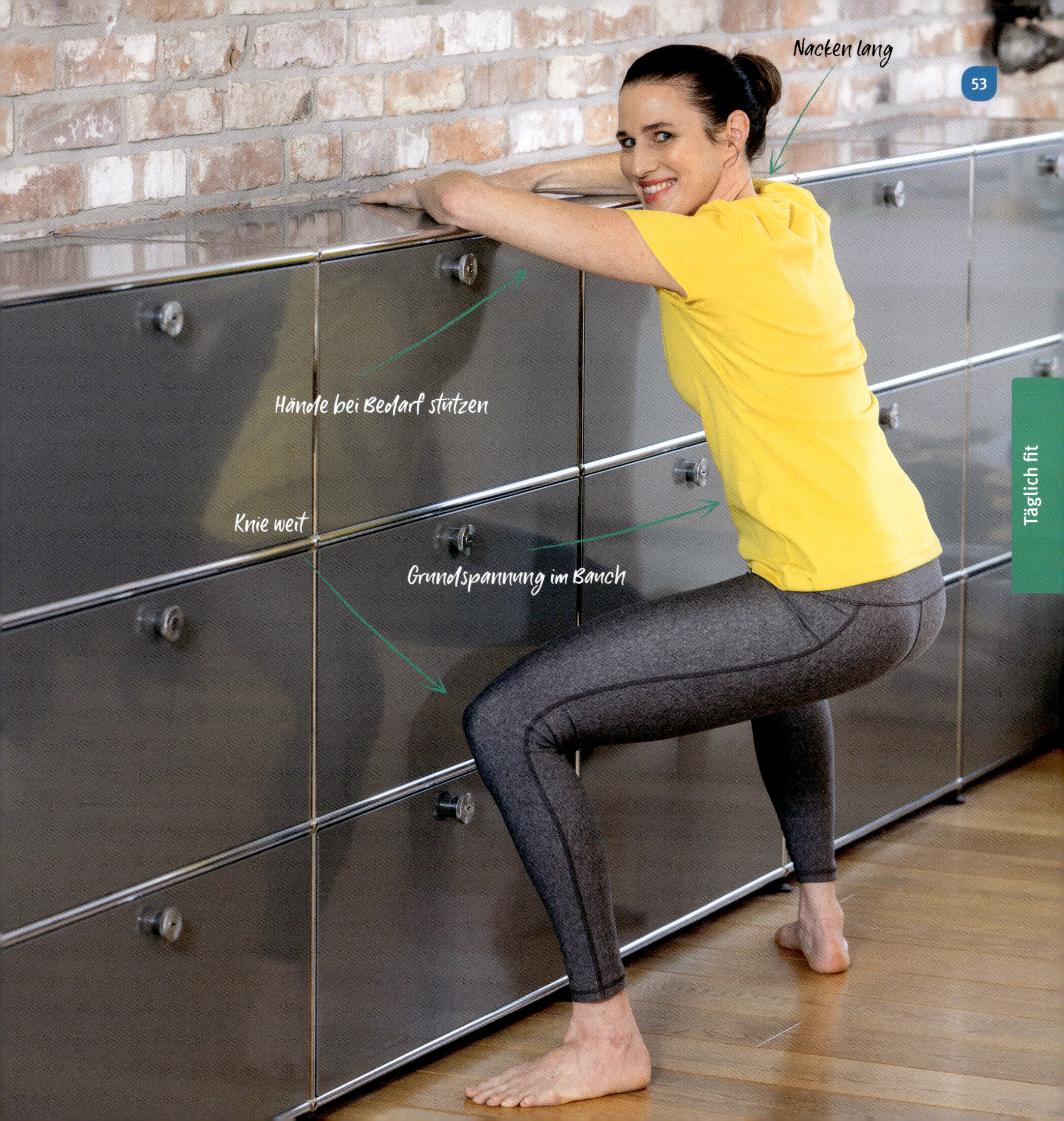
Nacken lang
Hände bei Bedarf stützen
Knie weit
Grundspannung im Bauch

1-2-3-lift

1 Für diese Übung benötigen Sie etwas Platz. Vielleicht integrieren Sie die Übung in einen Spaziergang oder das Lauftraining. Beginnen Sie im hüftweiten Stand.

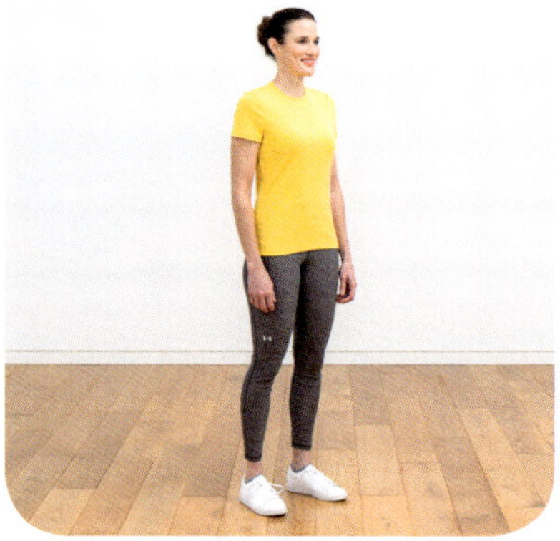

2 Führen Sie drei Trabschritte durch, bei denen die Knie immer wieder auf dieselbe Höhe geführt werden.

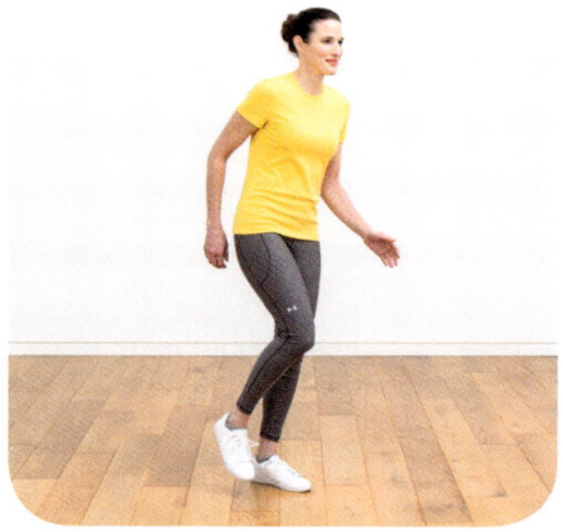

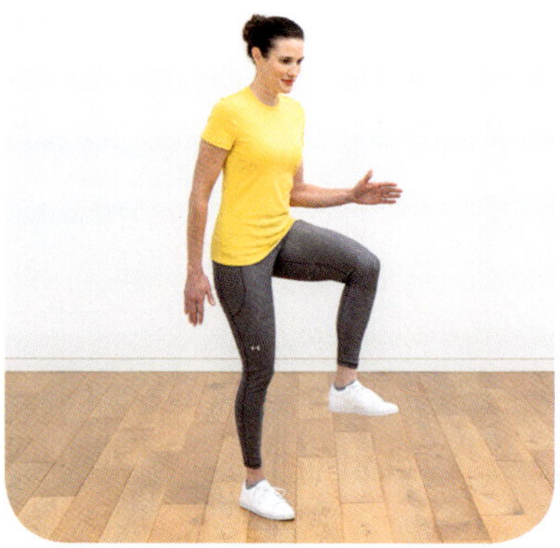

3 Beim dritten Schritt stoppen Sie kurz (maximal 2 Sekunden) mit angezogenem Bein. Konzentrieren Sie sich darauf, das Standbein sicher zu stabilisieren. Üben Sie 3 × 10 Stopps.

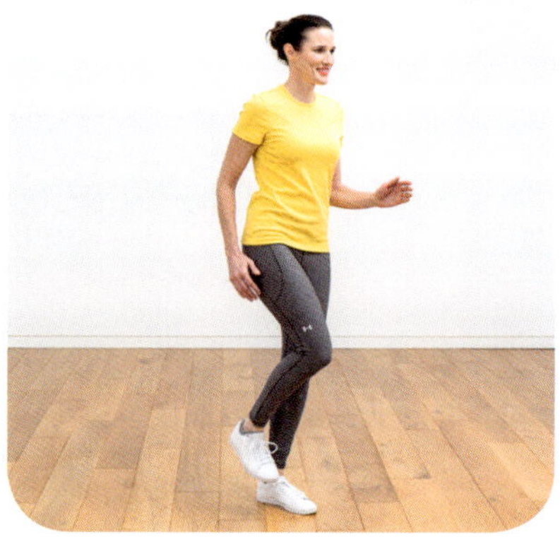

4 Sollte es gerade an Platz fehlen, kann diese Übung auch auf der Stelle durchgeführt werden. Um den Schwierigkeitsgrad zu steigern, können Sie rückwärts laufen.

Rückkehr: Beenden Sie die Übung mit einem längeren Stopp und versuchen Sie, dabei sicher auf einem Bein zu stehen. Gehen Sie wieder in den normalen Stand.

Tipp: Entwickeln Sie ein Gespür für Ihre Standsicherheit. Beenden Sie die Übung, wenn Sie im Einbeinstand unsicher werden.

Das bringt's: Der leichte Trab kräftigt Ihre gesamte Beinmuskulatur. Sie trainieren, auf einem Bein sicher zu stoppen. Tiefensensibilität und Koordination werden verfeinert.

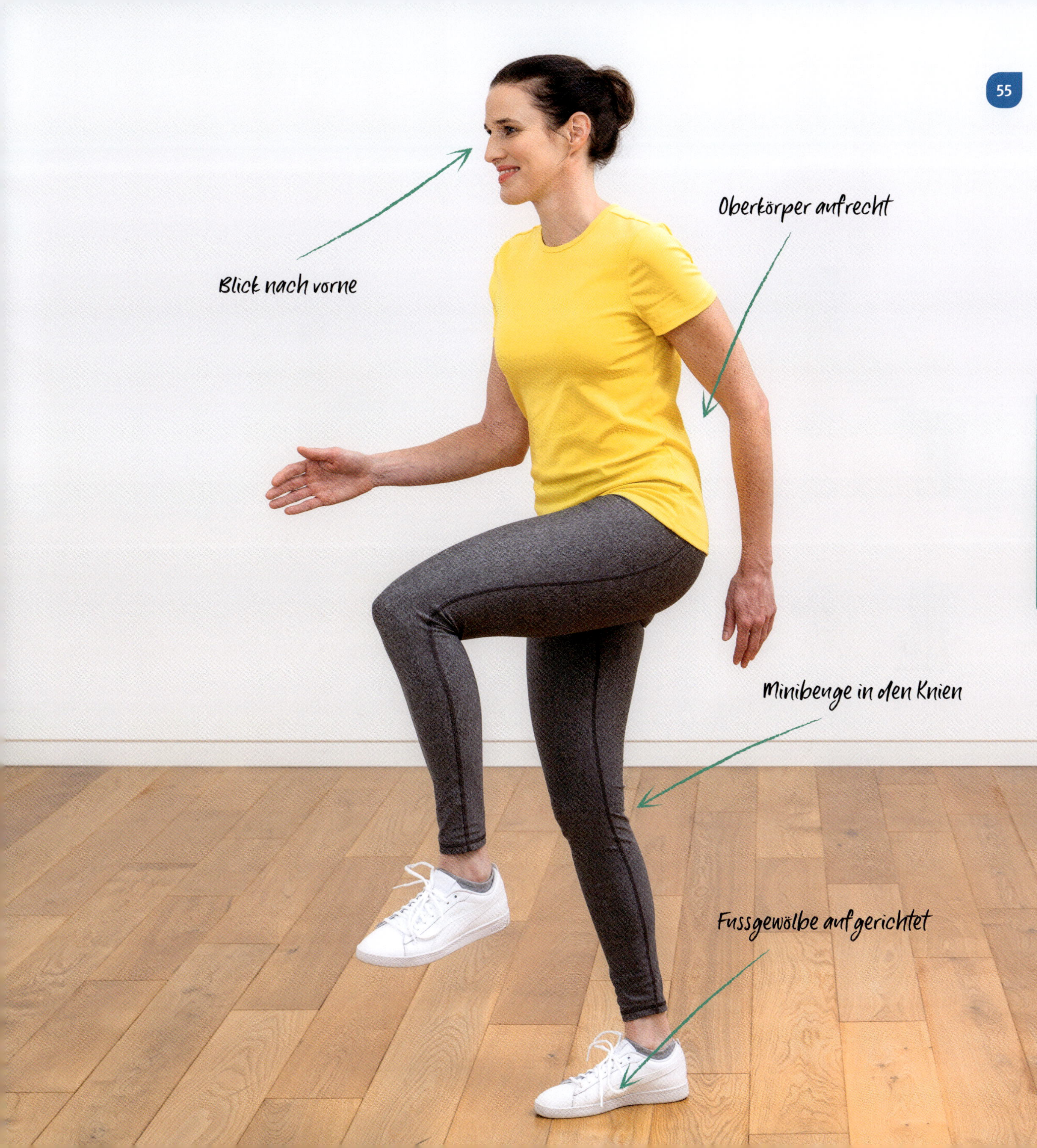
Blick nach vorne
Oberkörper aufrecht
Minibeuge in den Knien
Fussgewölbe aufgerichtet

Office Squat

1 Sie stehen vor einem Stuhl. Die Füße stehen hüftweit. Die Arme sind vor dem Brustkorb gekreuzt.

2 Sie senken sich hinab in die Kniebeuge, bis Ihr Gesäß den Stuhl leicht berührt. Der Oberkörper neigt sich während der Abwärtsbewegung gestreckt nach vorne.

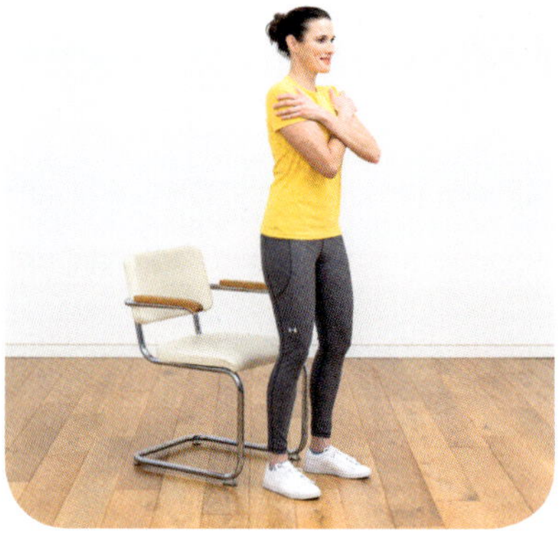

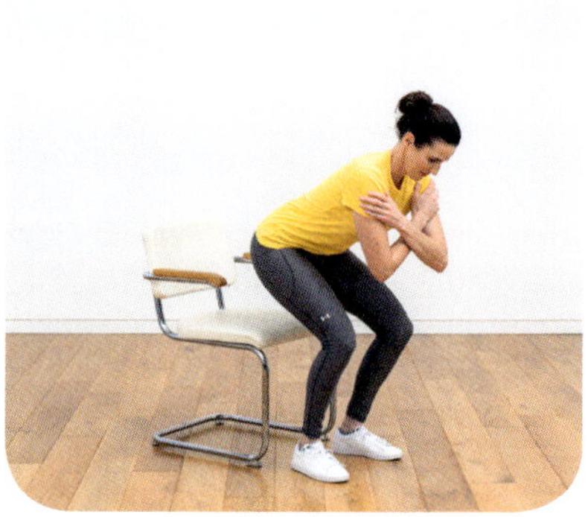

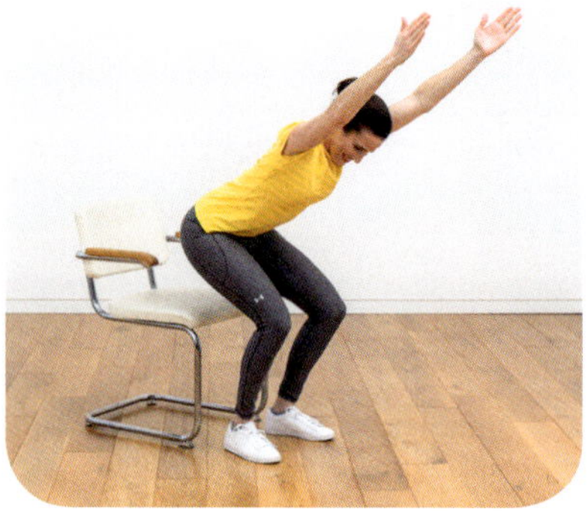

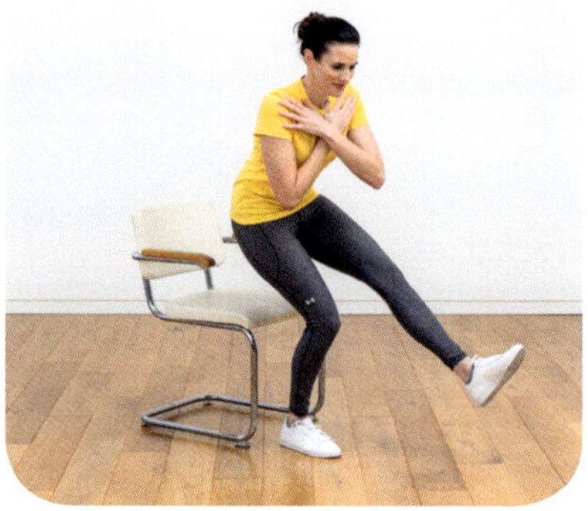

Variante I: Zu Beginn der Übung sind die Arme gestreckt neben dem Körper. Während Sie in die Kniebeuge gehen, heben sich die Arme bis in Verlängerung des Oberkörpers. Sie trainieren so zusätzlich die Körperstreckung.

Variante II: Sie stehen mit beiden Beinen auf, heben eines an und gehen langsam über die Einbeinkniebeuge in den Sitz. Achten Sie gut auf die richtige Beinachse! Die Beine werden hierbei gewechselt. 3 × 10 Wiederholungen.

Rückkehr: Sie kehren zurück in den normalen Stand und entspannen Ihre Oberschenkelmuskulatur durch lockere Schüttelbewegungen.

Tipp: Konzentrieren Sie sich in allen Varianten auf Ihre gesunden Beinachsen. Mit einem Balancepad unter den Füßen wird die Übung noch anspruchsvoller.

Das bringt's: Was für ein Allroundtalent! Sie kräftigen Rücken, Gesäß und Oberschenkel. Sie trainieren Ihre Körperstreckung und können mit Variante II Sehnenbeschwerden lösen.

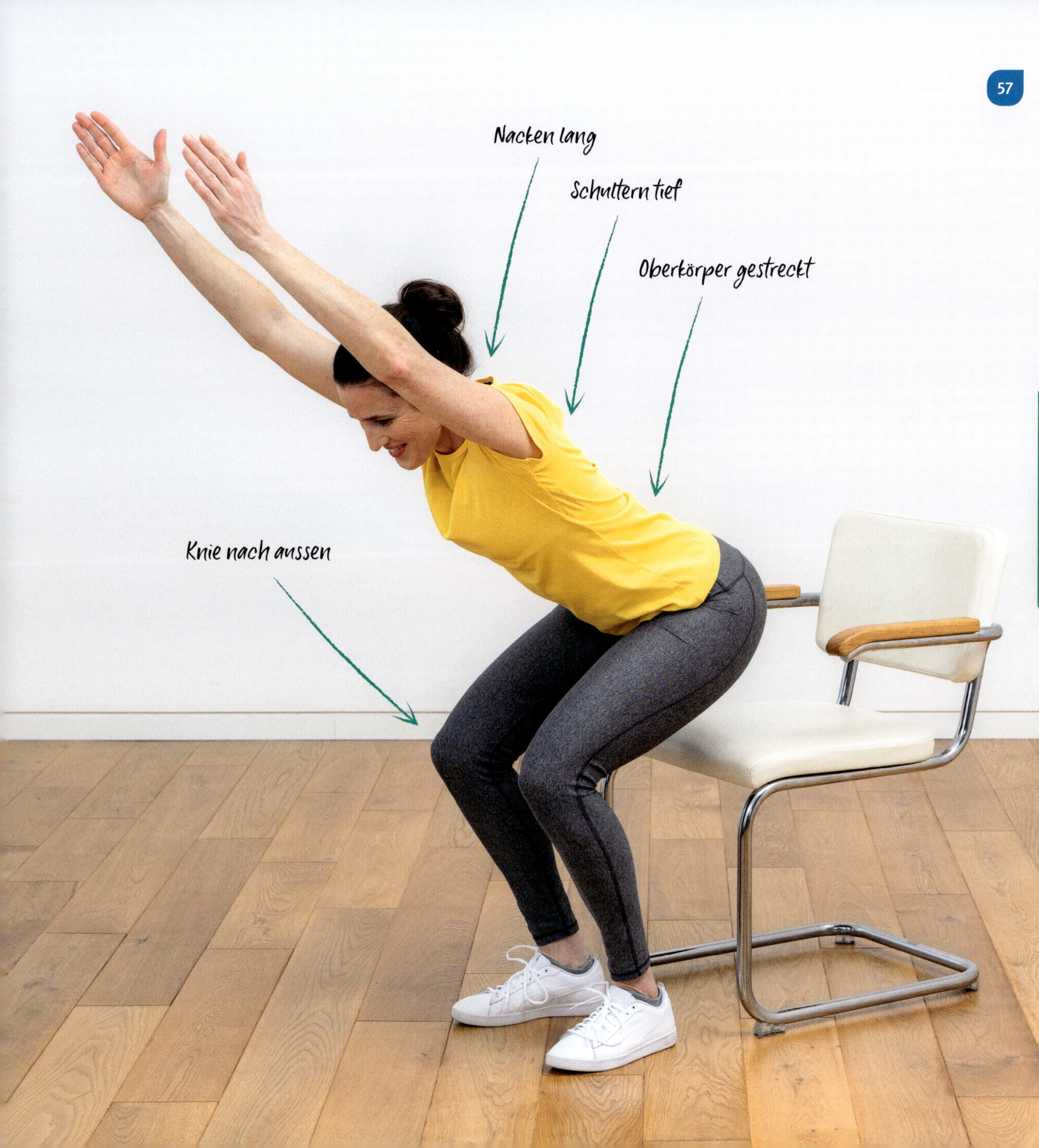
Nacken lang
Schultern tief
Oberkörper gestreckt
Knie nach aussen

Swing to win

1 Sie stehen seitlich hinter einem stabilen Stuhl. Ihre linke Hand ruht auf der Rückenlehne. Der rechte Fuß befindet sich knapp über dem Fußboden.

2 Starten Sie nun eine sanfte Schwungbewegung des rechten Beins. Beginnen Sie mit leichten Vor- und Rückbewegungen.

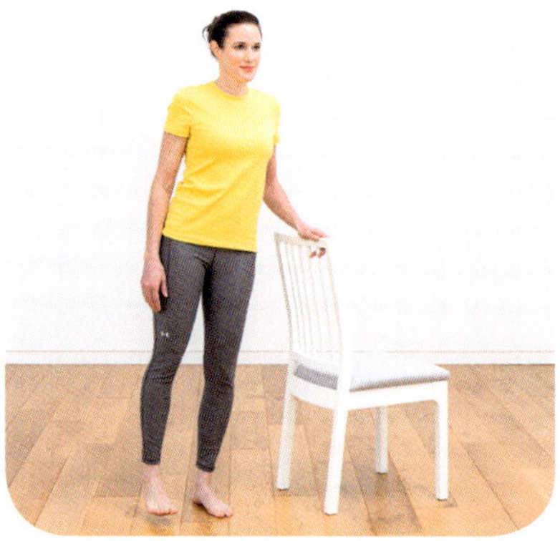

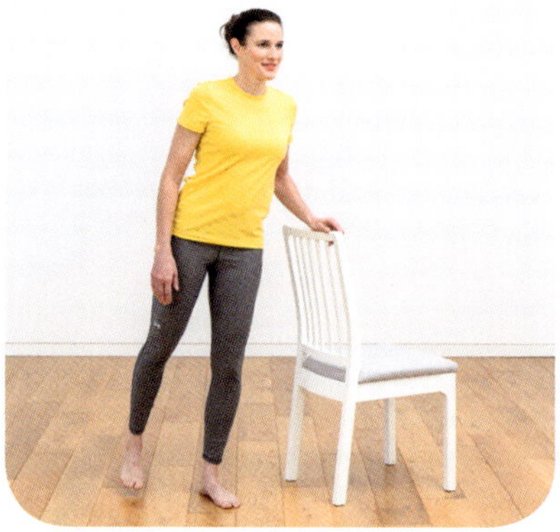

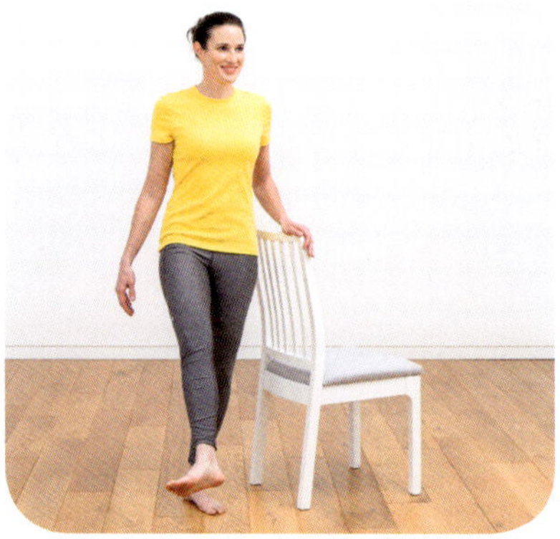

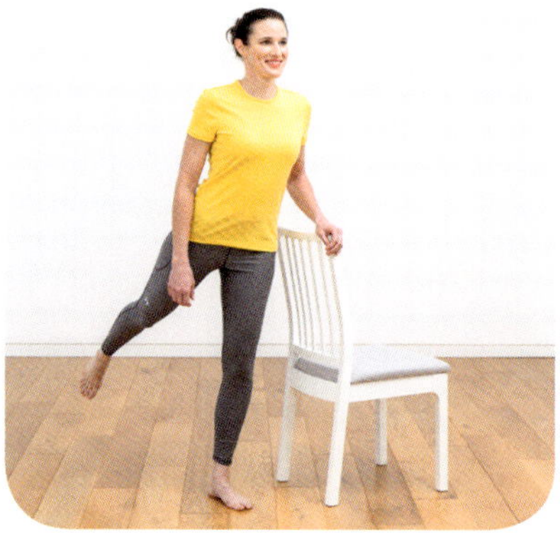

3 Spüren Sie, wie es sich anfühlt, wenn der rechte Fuß im Schwingen mal nach innen oder außen gerichtet wird. Respektieren Sie die Bewegungsgrenzen, die Ihr Körper durch Spannung zum Ausdruck bringt.

4 Nutzen Sie die ersten 20 Wiederholungen, um zu spüren, was möglich ist. Steigern Sie dann sanft die Geschwindigkeit der Bewegung.

Rückkehr: Setzen Sie das Schwungbein wieder ab und entspannen Sie es gemeinsam mit dem Standbein durch Lockerungsbewegungen Ihrer Oberschenkel.

Tipp: Wenn Sie sicherer werden, müssen Sie sich nicht mehr am Stuhl festhalten. Die höchste Steigerung wäre eine freihändige Ausführung mit geschlossenen Augen.

Das bringt's: Hüft- und Schenkelmuskeln werden trainiert. Sie lernen, Bewegungsgrenzen zu respektieren, auch wenn es mal schneller geht. Ihre Schenkelfaszien werden geschmeidig.

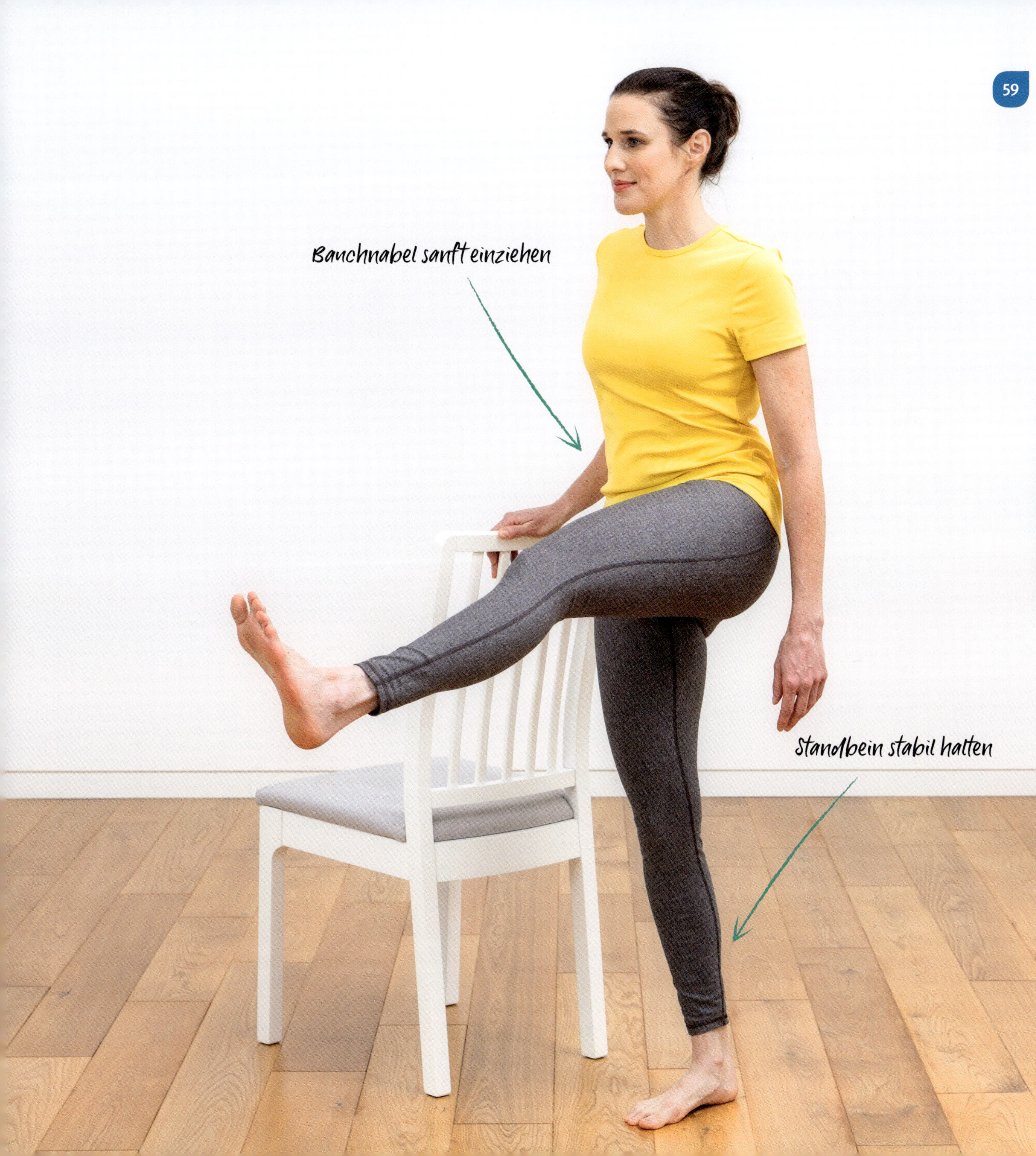
Bauchnabel sanft einziehen
Standbein stabil halten

Ski-Meisterschaft

1 Die Füße stehen hüftbreit. Der Oberkörper ist gestreckt. Die Arme werden in leichter Beuge neben dem Körper gehalten. Der Nacken ist lang.

2 Lassen Sie sich 4-mal nacheinander in eine leichte Kniebeuge sinken. Dabei schieben die Knie in Richtung Fußspitzen. Der Oberkörper bleibt gestreckt.

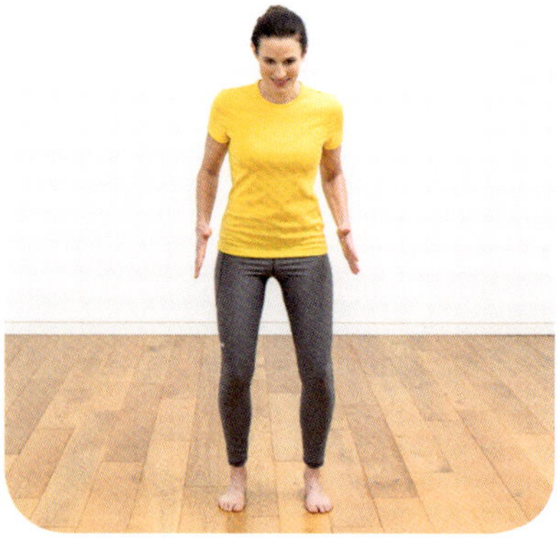

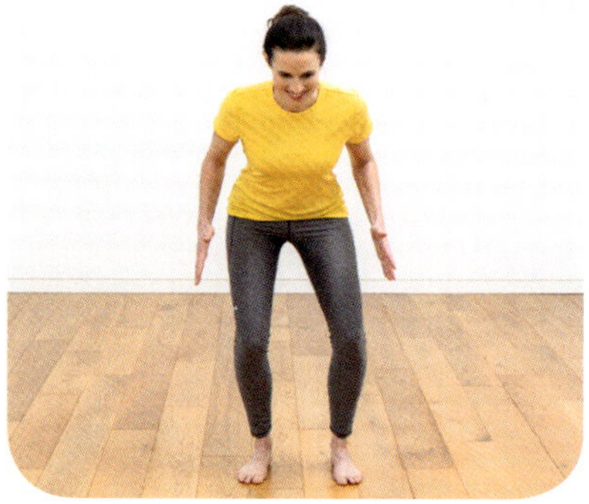

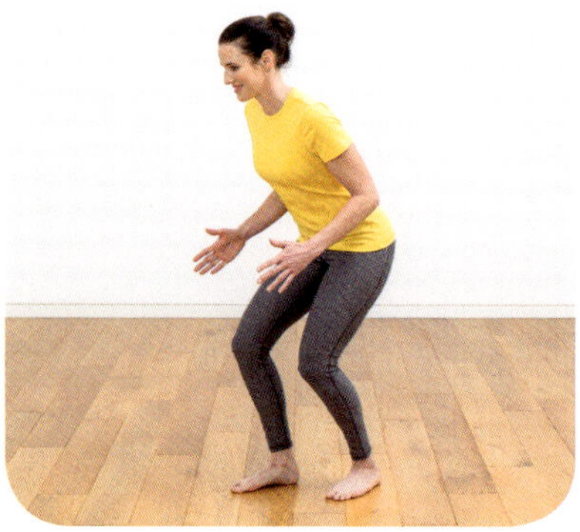

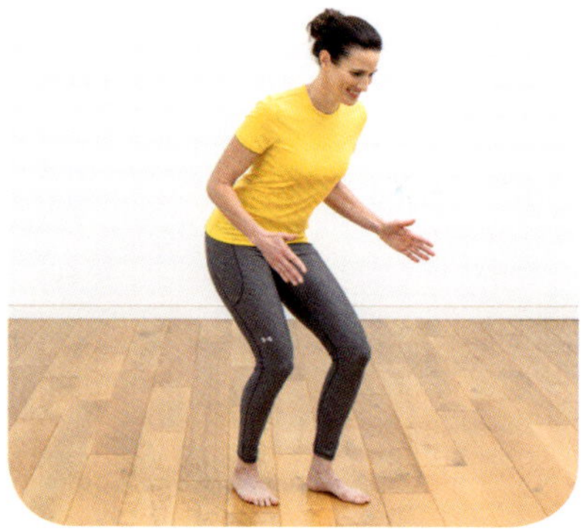

3 Nach der vierten Wiederholung heben Sie den rechten und linken Vorfuß leicht an und drehen Ihre Füße um 45° nach rechts. Sie stehen nach wie vor hüftbreit.

4 Führen Sie nun wieder rhythmisch vier kleine Kniebeugen durch. Danach drehen Sie die Füße auf den Fersen nach links und beugen wieder 4-mal. Den gesamten Durchgang in 3 × 10 Wiederholungen üben.

Rückkehr: Am Ende des letzten Satzes kehren Sie in die Mitte zurück. Nehmen Sie sich einen Moment Zeit, um zu spüren: Wie fühlen sich die Beine an?

Tipp: Nutzen Sie diese schöne Übung als Vorbereitung auf einen langersehnten Skiurlaub. Nutzen Sie Ihre Vorfreude und machen Sie die Übung jedes Mal, wenn Sie an den Urlaub denken.

Das bringt's: Sie stärken Ihre Oberschenkel und trainieren die Kniebeuge in unterschiedliche Richtungen. Ihre Sprunggelenke werden beweglicher. Davon profitieren Sie auch außerhalb der Skisaison.

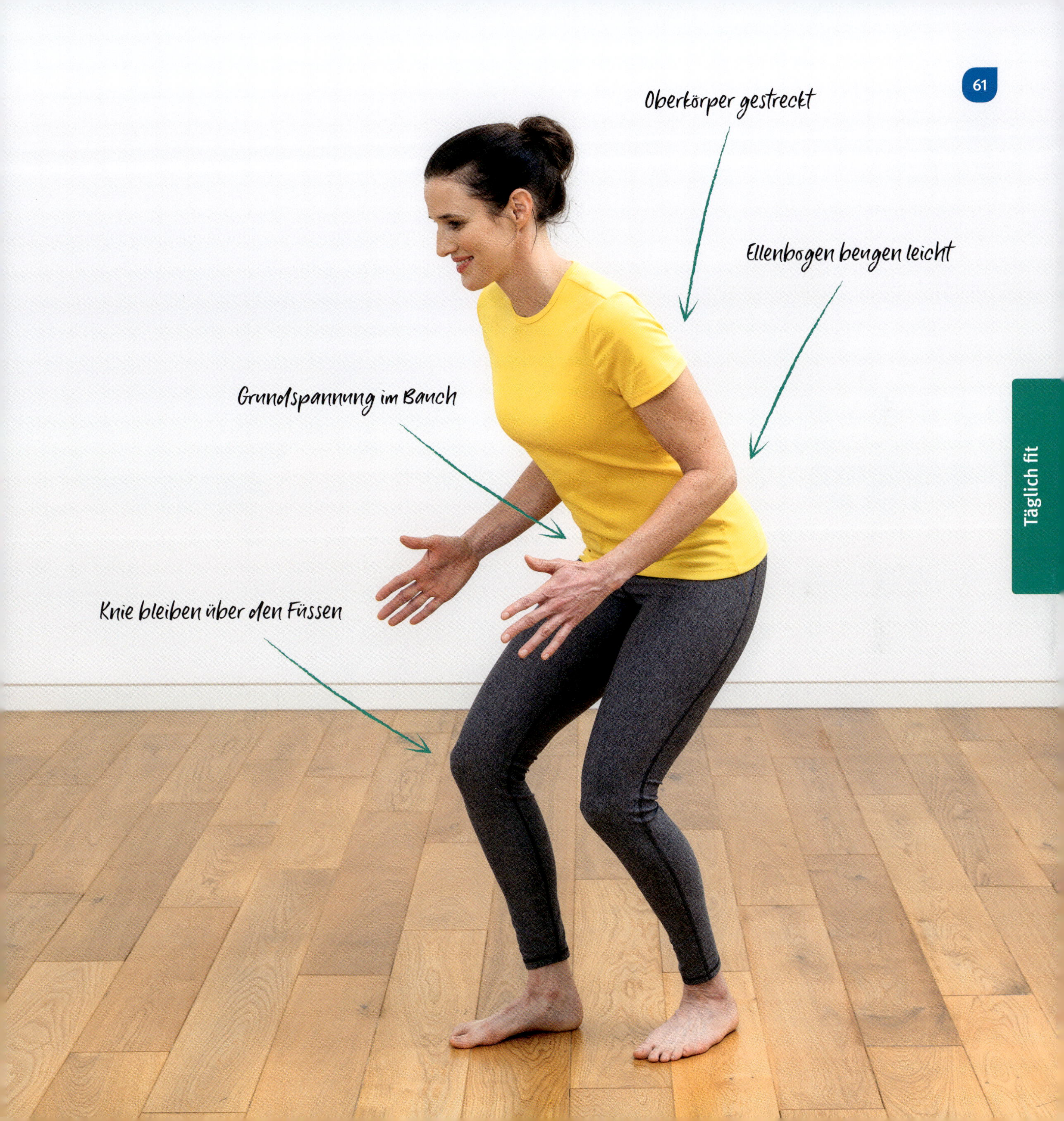
Oberkörper gestreckt
Ellenbogen beugen leicht
Grundspannung im Bauch
Knie bleiben über den Füssen

Felsenfester Flamingo

1 Sie sind im hüftweiten Stand. Ihre Knie sind minimal gebeugt und zeigen leicht nach außen. Der Oberkörper ist aufrecht, Arme und Schultern entspannt.

2 Lösen Sie den linken Fuß vom Boden. Heben Sie beide Arme vor dem Körper auf Schulterhöhe. Die Fingerspitzen der Hände berühren sich.

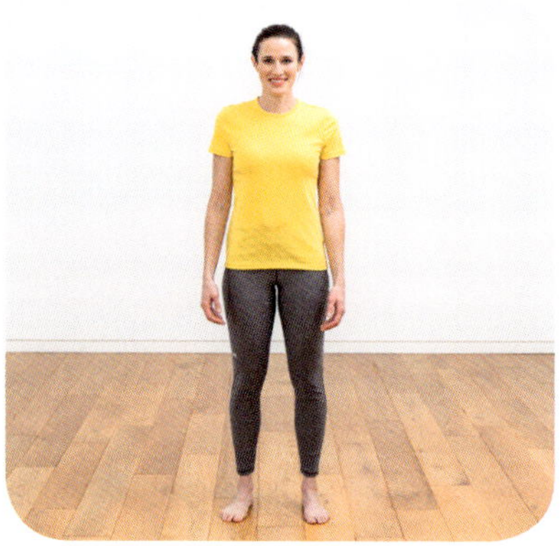

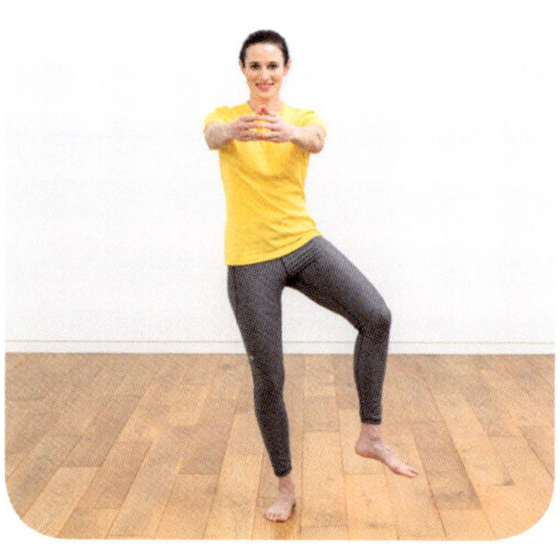

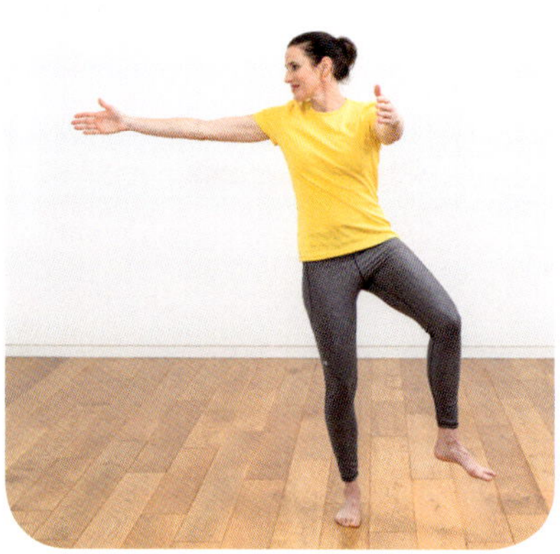

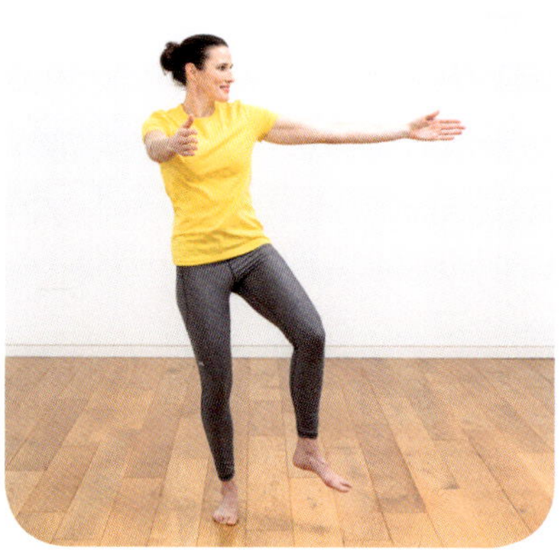

3 Führen Sie den rechten Arm zur Seite. Folgen Sie seiner Bewegung mit den Augen und bewegen Sie dabei den Kopf mit. Bewegen Sie Kopf und Arm zurück zur Mitte.

4 Nach kurzer Berührung der Fingerspitzen erfolgt die gleiche Bewegung nach links. Gehen Sie 6-mal nach rechts und 6-mal nach links. Wechseln Sie danach das Standbein.

Rückkehr: Beenden Sie die Übung mit den Händen vor der Körpermitte. Nehmen Sie mit beiden Füßen Kontakt zum Boden auf und lassen Sie die Arme sinken. Entspannen Sie mit 3–4 tiefen Atemzügen.

Tipp: Wenn Sie immer standsicherer werden, können Sie die Übung steigern, indem Sie die Augen schließen.

Das bringt's: Sie verbessern Ihren Gleichgewichtssinn und die Tiefensensibilität. Ihre Knie werden durch reaktionsbereite Muskeln in Sport und Alltag super stabilisiert.

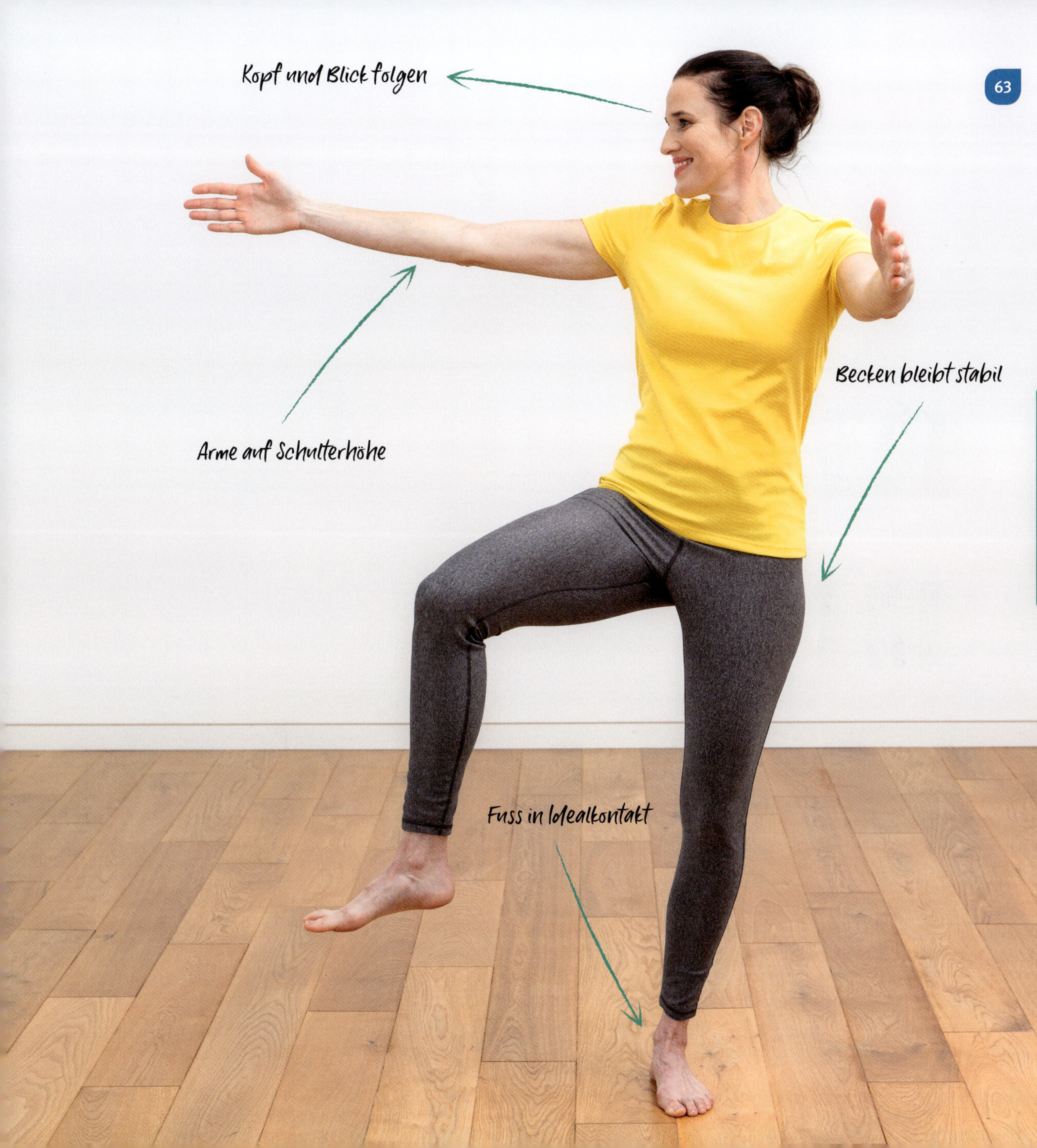
Kopf und Blick folgen
Arme auf Schulterhöhe
Becken bleibt stabil
Fuss in Idealkontakt

Ein und aus

1 Sie sitzen auf einem Stuhl. Die Füße sind etwas weiter als hüftbreit gestellt. Die Knie sind im 90°-Winkel gebeugt. Ihre Handrücken ruhen auf den Oberschenkeln.

2 Drehen Sie Ihre Füße nach außen. Heben Sie die Arme neben den Kopf und strecken Ihren Oberkörper. Atmen Sie in dieser Bewegung tief ein.

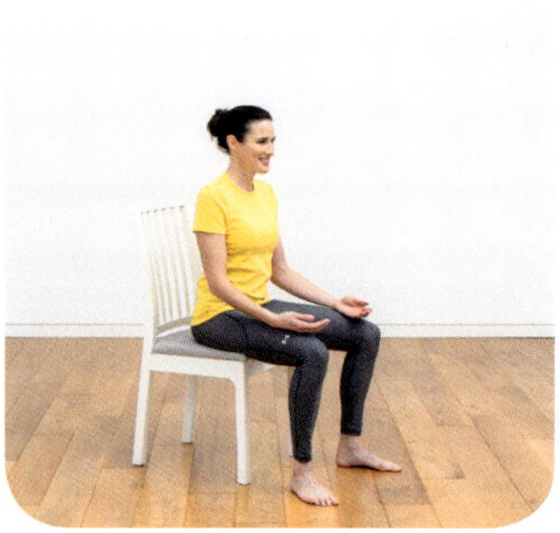

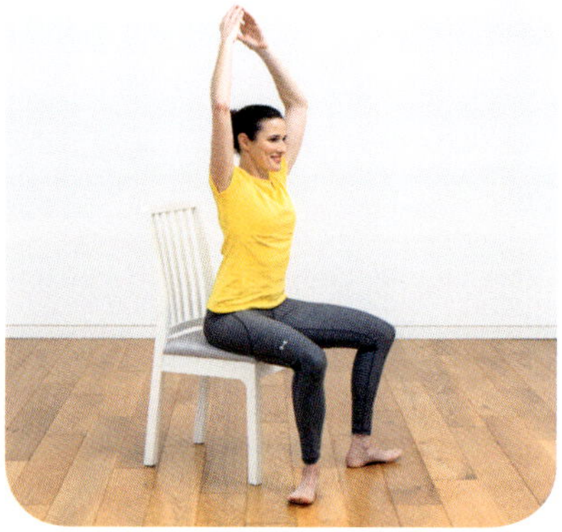

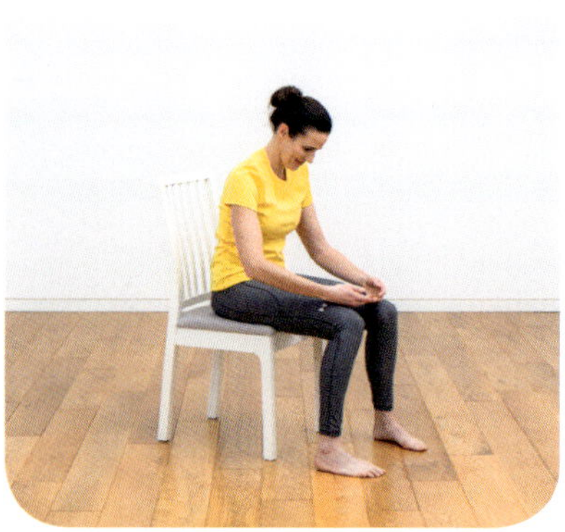

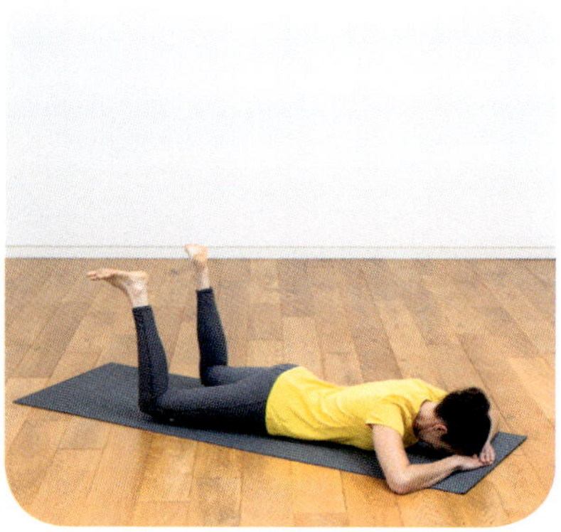

3 Drehen Sie danach die Füße nach innen. Senken Sie währenddessen die Arme wieder und runden Sie sanft Ihren oberen Rücken. Atmen Sie in dieser Übungsphase aus.

Variante: Legen Sie sich auf den Bauch und beugen Sie die Knie im 90°-Winkel. Führen Sie die Ein- und Auswärtsdrehung in dieser Position durch. Jetzt müssen Sie sich voll auf Ihr Körpergefühl verlassen.

Rückkehr: Beenden Sie die Übung nach 3 × 10 Wiederholungen. Beugen und strecken Sie die Beine etwas und lockern Sie Ihre Oberschenkel.

Tipp: Probieren Sie die Ein- und Auswärtsdrehungen Ihrer Knie in unterschiedlichen Beugestellungen. Schieben Sie die Füße dafür etwas weiter nach vorne oder zurück.

Das bringt's: Diese kleinen Bewegungen sind sehr wichtig! Sie unterstützen das Gelenk, wenn Sie es strecken oder beugen. Die Menisken werden geschmeidig gehalten.

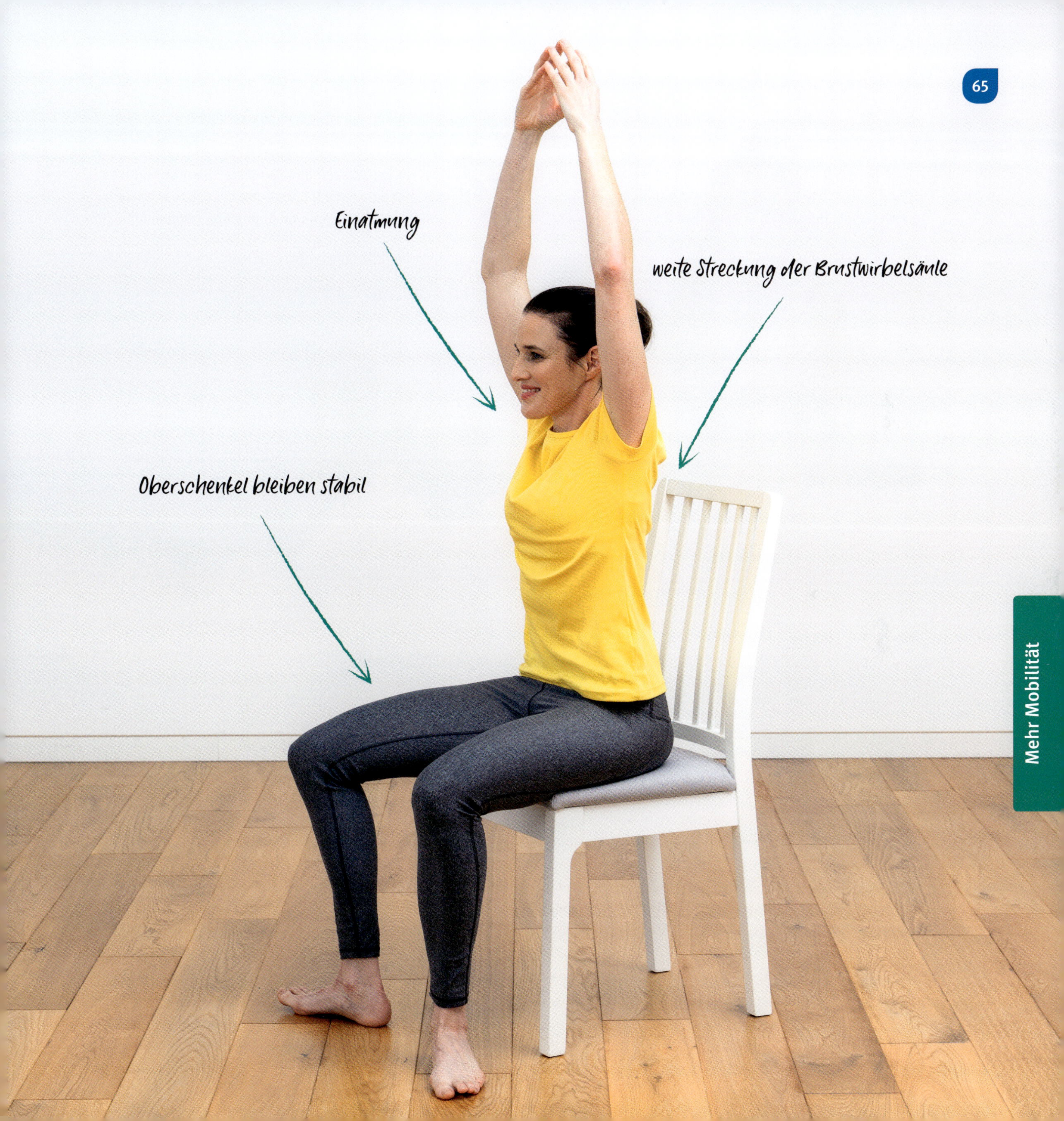
Einatmung
weite Streckung der Brustwirbelsäule
Oberschenkel bleiben stabil

Türentornado

1 Sie stehen hüftbreit in einem Türrahmen oder neben einem Wandvorsprung. Ihre Arme und Schultern sind entspannt. Der Oberkörper aufgerichtet.

2 Heben Sie den rechten Arm über den Kopf und führen Sie ihn zur linken Seite, sodass Sie sich mit der rechten Hand am Türrahmen festhalten können.

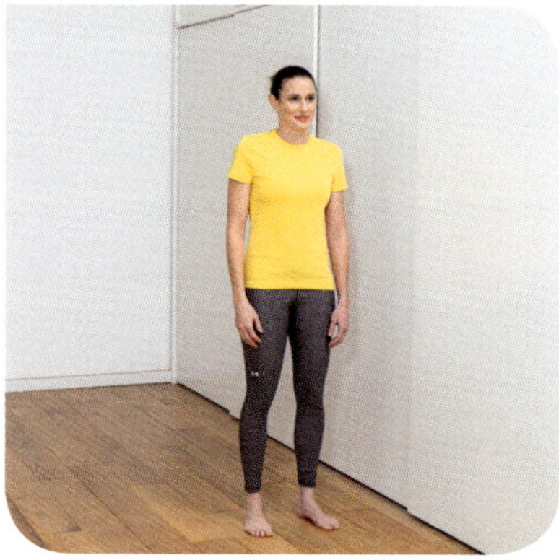

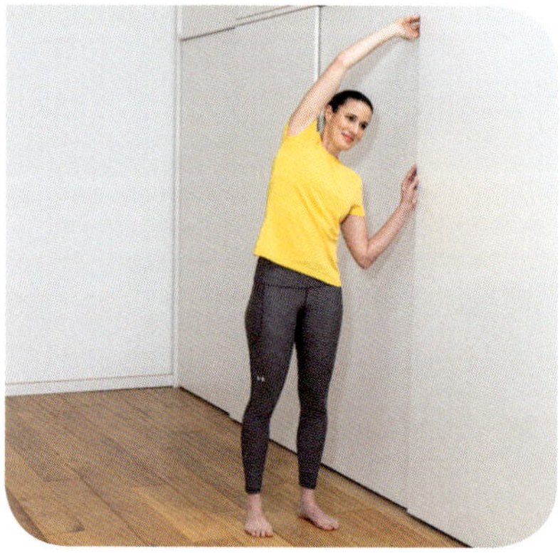

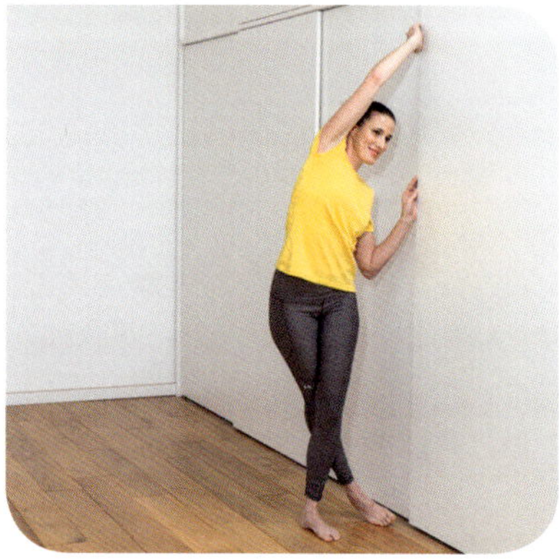

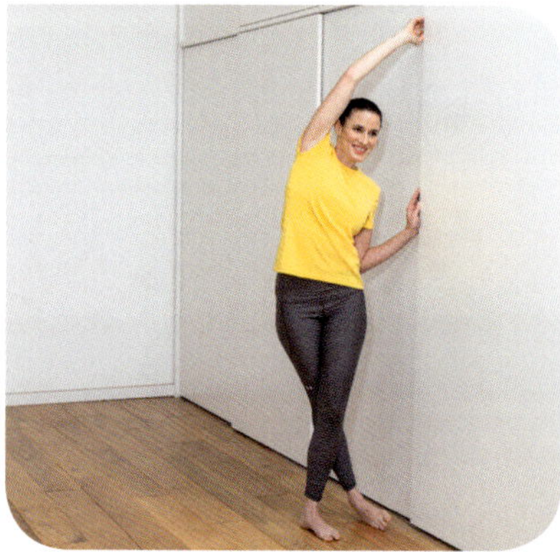

3 Führen Sie Ihr linkes Bein hinter dem rechten zur Seite und setzen Sie Ihren linken Fuß mit seiner Außenkante auf den Boden. Schieben Sie Ihr Becken zur rechten Seite.

4 Intensivieren Sie die Dehnung über eine kleine Drehung Ihres Beckens, nach vorne oder hinten. Bleiben Sie 12 ruhige Atemzüge in sanfter Dehnung. Danach wechseln Sie die Seite.

Rückkehr: Führen Sie das Becken langsam zurück in die Mittelposition und senken Sie Ihren linken Arm. Führen Sie das hintere Bein zurück in den hüftweiten Stand.

Tipp: Spüren Sie auch eine Dehnung im Oberkörper? Dann können Sie versuchen, gezielt in sie »hineinzuatmen«. Nehmen Sie wahr, wie sich die Spannung verändert.

Das bringt's: Die seitliche Schenkelregion und die Körperflanke werden entspannt. Die seitliche Schenkelfaszie wird gelöst. Das hilft bei Laufsportarten und im Radsport.

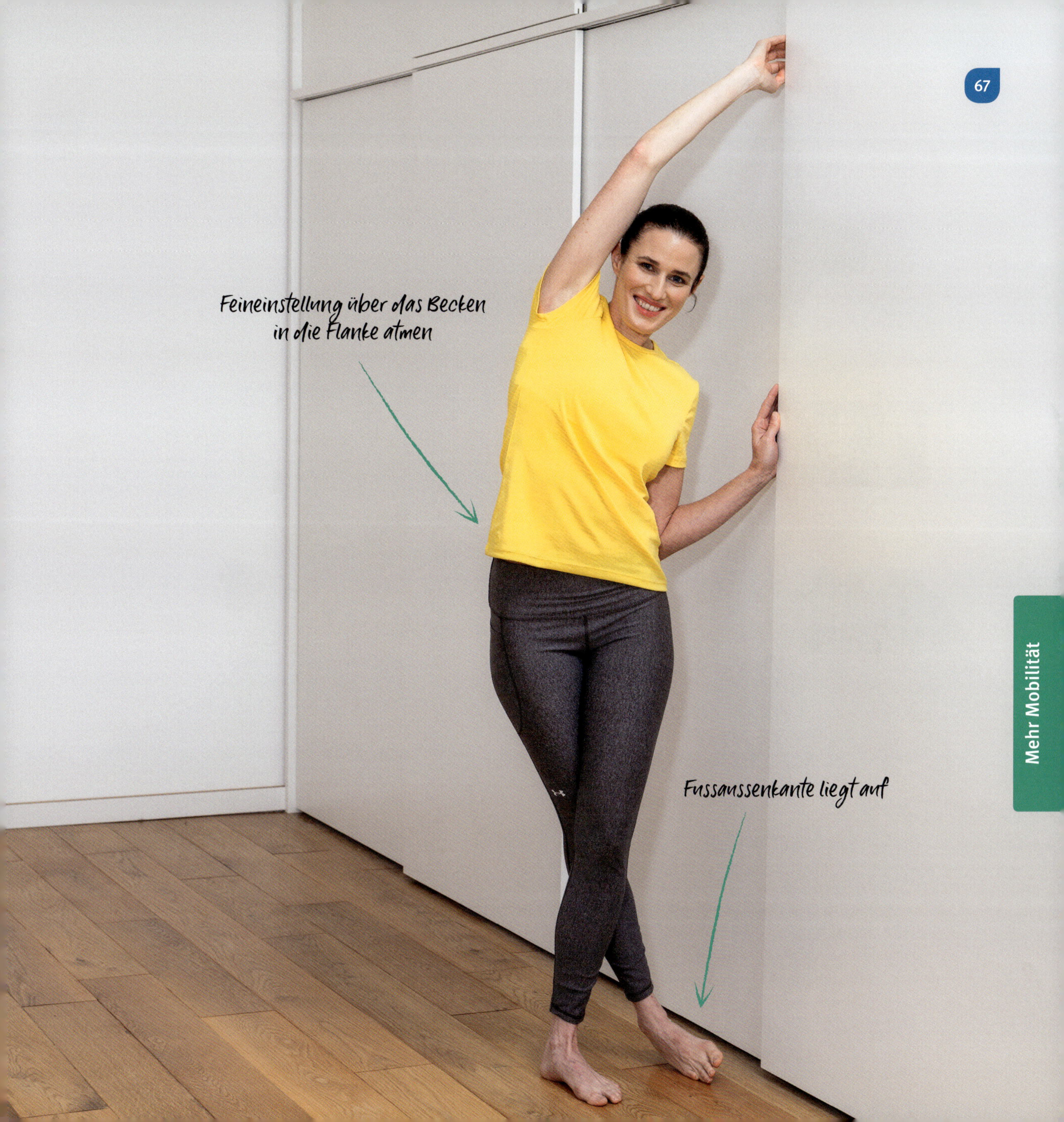
Feineinstellung über das Becken
in die Flanke atmen
Fussaussenkante liegt auf

Zwischen Tisch und Stuhl

1 Sie stehen zwischen einem stabilen Stuhl (möglichst mit hoher Rückenlehne) und einem Tisch. Stützen Sie sich mit Ihren Händen auf dem Tisch ab.

2 Setzen Sie Ihr rechtes Bein so auf den Stuhl, dass der Fußrücken die Rückenlehne und das Knie die Sitzfläche berührt.

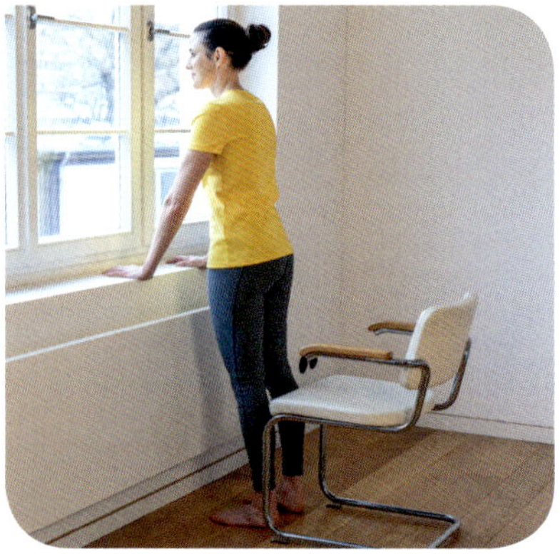

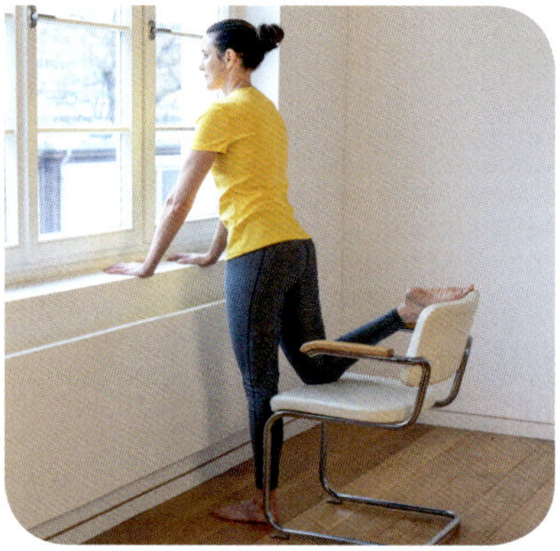

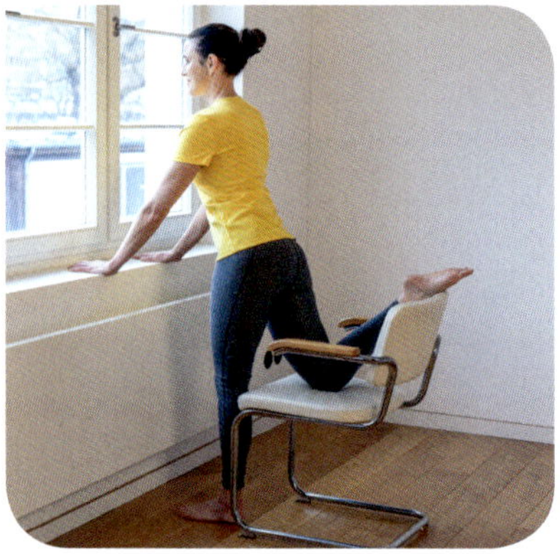

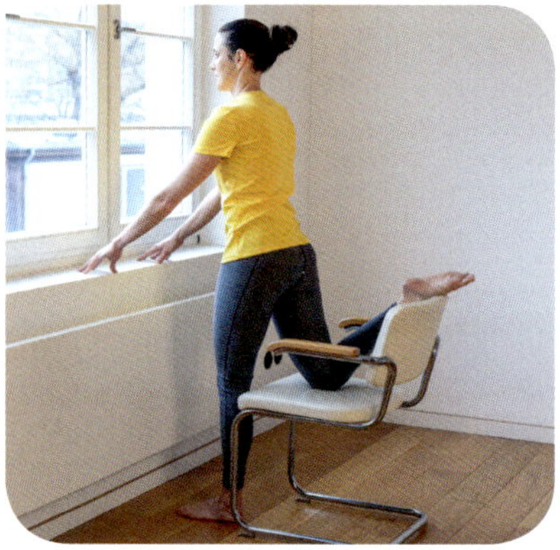

3 Positionieren Sie das Knie gerne einmal etwas weiter vorne oder hinten, um zu spüren, wo sich die Dehnung ganz leicht anfühlt.

4 Das Becken richtet sich auf und der untere Rücken wird gerade. Mit dieser Bewegung können Sie die Dehnung im Schenkel sehr fein intensivieren. Halten Sie die Position für 12 tiefe Atemzüge.

Rückkehr: Lassen Sie den Bauch locker und gestatten Sie der Lendenwirbelsäule ein leichtes Hohlkreuz. Führen Sie Ihr linkes Bein langsam nach vorne und stellen Sie den Fuß auf den Boden.

Tipp: Nehmen Sie sich Zeit, die richtige Position zu finden. In ihr können sich die Muskeln am besten entspannen. Vertrauen Sie Ihrem Körpergefühl.

Das bringt's: Entspannte Schenkelstrecker entlasten die Knie und befreien sie von Spannungsschmerz.

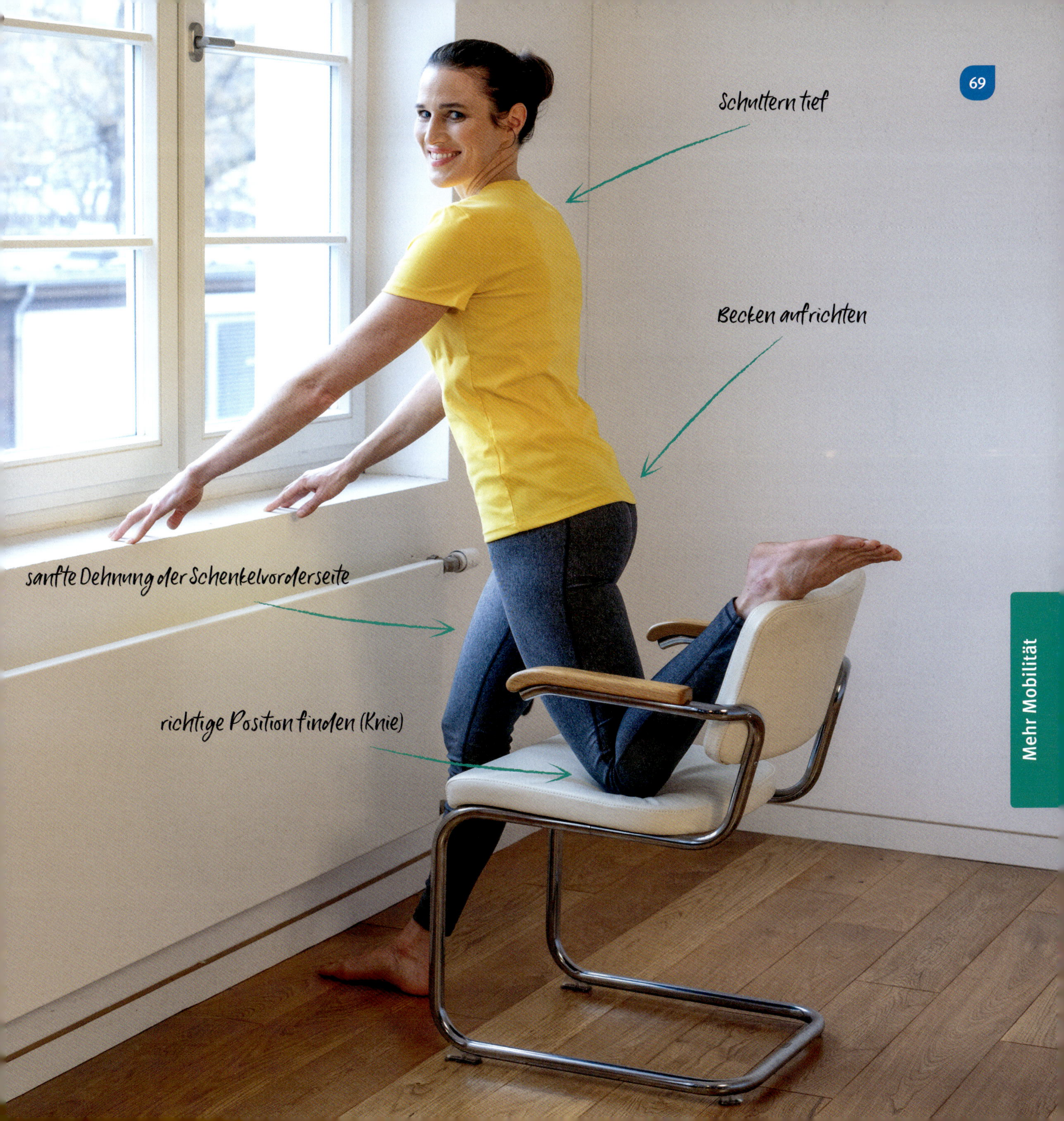
Schultern tief
Becken aufrichten
sanfte Dehnung der Schenkelvorderseite
richtige Position finden (Knie)

Wadenstretch

1 Sie stehen vor einer Wand oder einem stabilen Möbelstück. Nutzen Sie Ihre Hände, um sich Halt zu geben. Die Füße stehen hüftbreit auseinander.

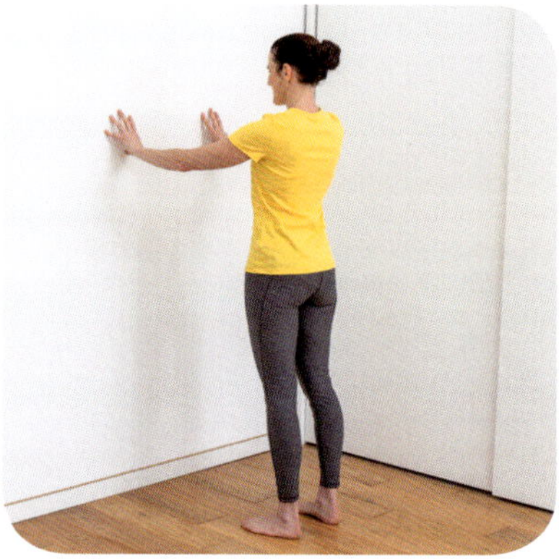

2 Schieben Sie Ihren linken Fuß flach nach hinten. Halten Sie mit der Fußsohle Bodenkontakt. Gehen Sie bis zu einer sanften Dehnung in der Wade.

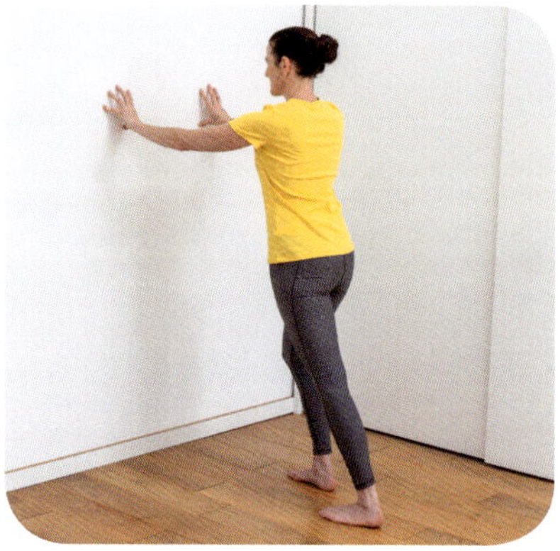

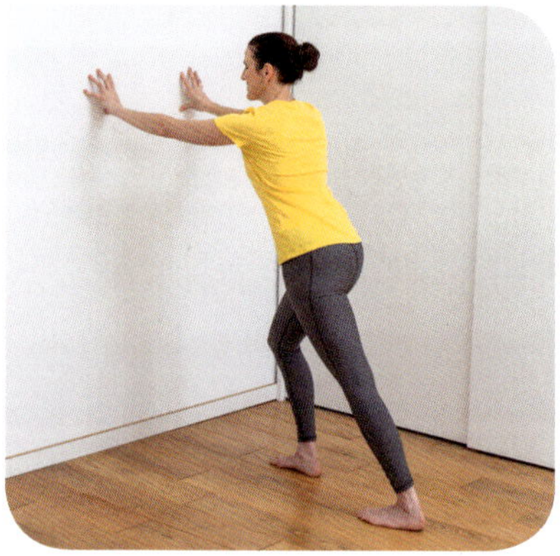

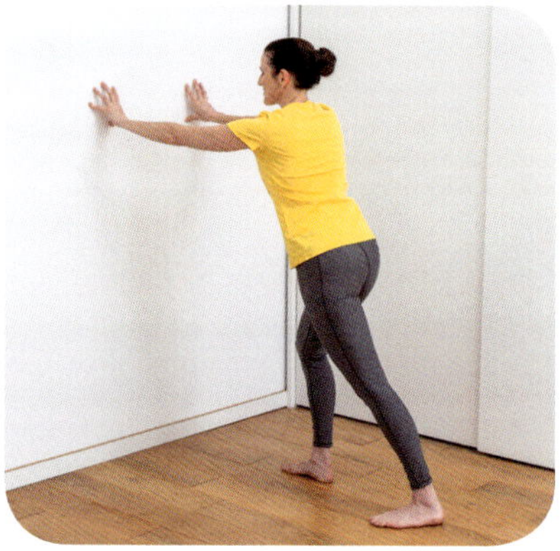

3 Bleiben Sie für 12 tiefe Atemzüge in der Dehnungsposition und spüren Sie, wie sich die Wade langsam entspannt. Wechseln Sie die Seite und machen Sie die Übung 3-mal je Seite.

Variante: Positionieren Sie die Ferse des hinteren Fußes einmal mehr nach innen oder mehr nach außen und spüren Sie, wo das Dehnungsgefühl deutlicher ist. Üben Sie diese Position häufiger als die anderen.

Rückkehr: Nach den 12 tiefen Atemzügen beugen Sie langsam Ihr hinteres Knie. Die Ferse darf sich nun vom Boden lösen. Ziehen Sie den Fuß wieder neben den anderen und genießen Sie.

Tipp: Dehnungsübungen sind die perfekte Gelegenheit für »achtsames Wahrnehmen«. Seien Sie ganz bei dem, was Sie tun, und schenken Sie Ihrem Körper dringend notwendige Aufmerksamkeit.

Das bringt's: Entspannte Waden entlasten die Knie. Ihre Füße rollen frei ab und können die Knie so viel besser unterstützen.

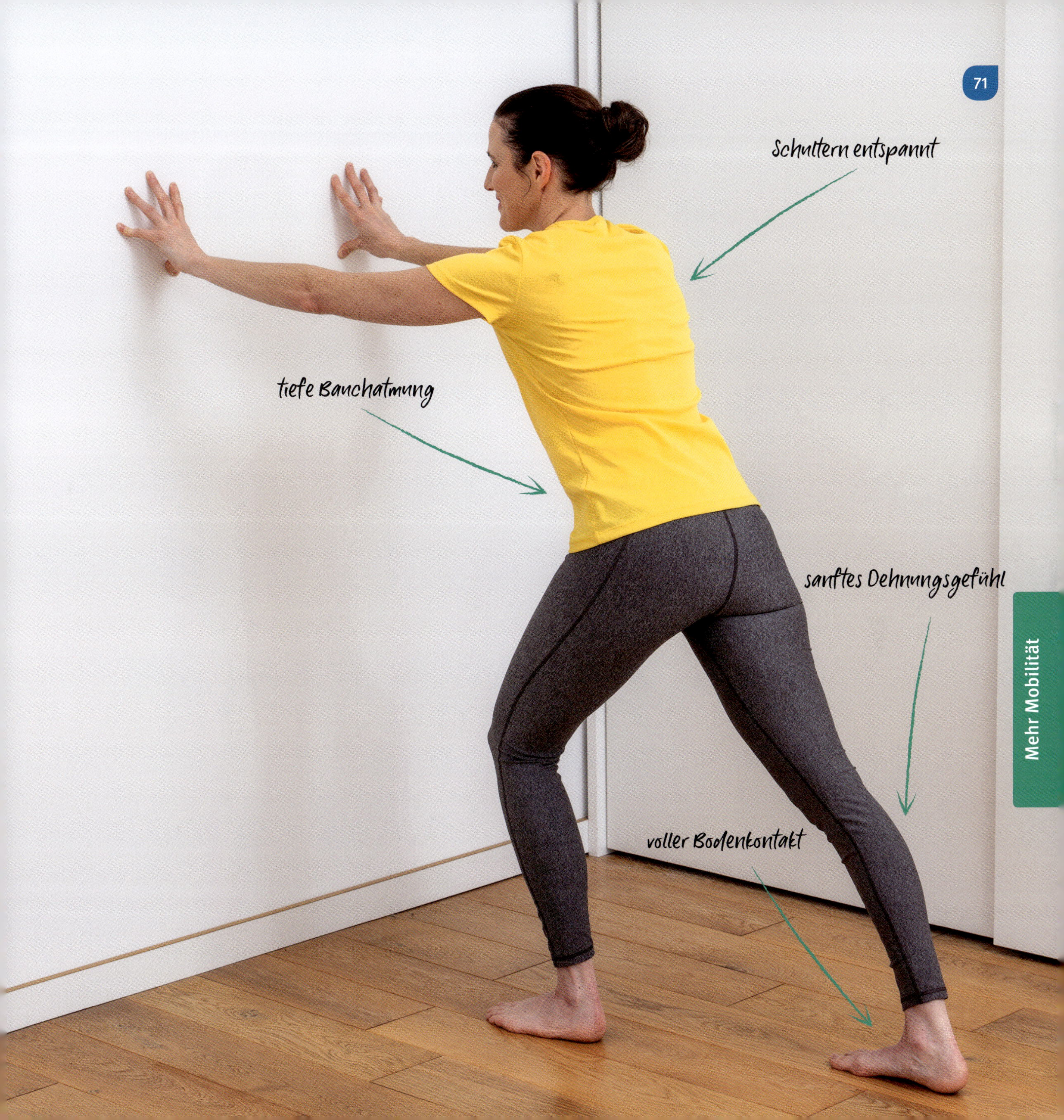
Schultern entspannt
tiefe Bauchatmung
sanftes Dehnungsgefühl
voller Bodenkontakt

Doppel-Dreieck

1 Sie liegen mit angewinkelten Beinen auf dem Rücken. Die Füße stehen etwas mehr als hüftbreit. Die Arme liegen auf Schulterhöhe ausgestreckt.

2 Legen Sie das rechte über das linke Bein. Der rechte Außenknöchel berührt das linke Knie. Spüren Sie, ob diese Position für Ihre Knie angenehm ist.

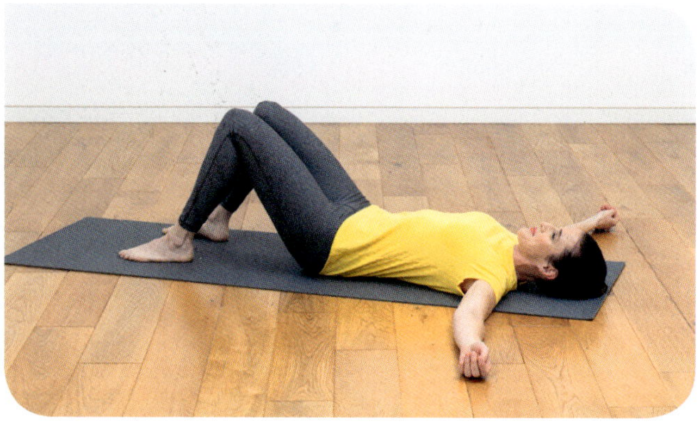

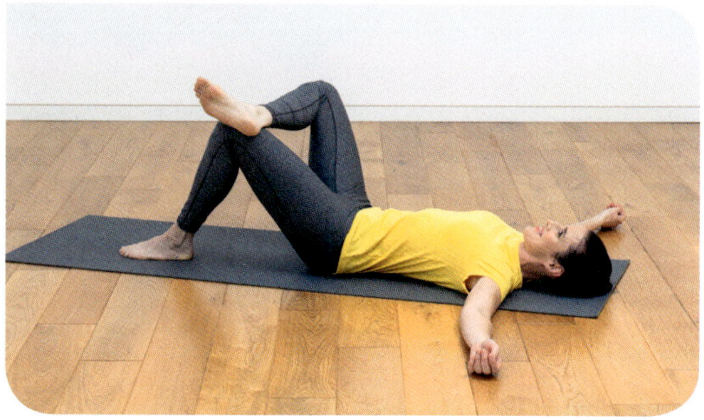

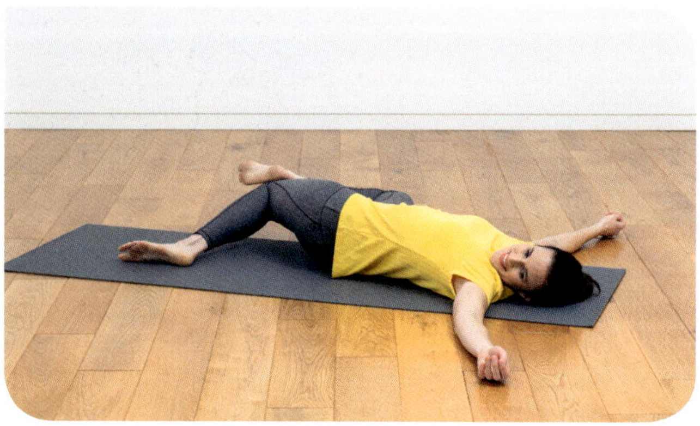

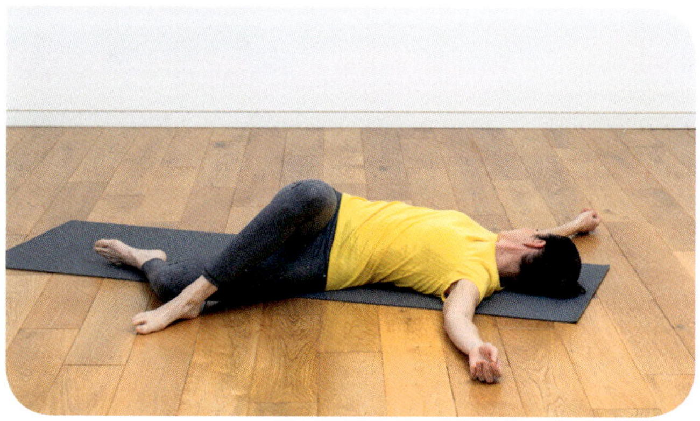

3 Senken Sie nun die Beine gemeinsam nach rechts, während Ihr Kopf nach links dreht. Verharren Sie für 12 tiefe Atemzüge in dieser Position. Entspannen Sie sich mit jedem Atemzug etwas mehr.

4 Führen Sie beide Beine nach links und drehen Sie den Kopf in die Gegenrichtung. Bleiben Sie für 12 tiefe Atemzüge. Wechseln Sie die Beinposition und wiederholen Sie den Ablauf einmal.

Rückkehr: Kehren Sie mit Kopf und Beinen in die Mitte zurück. Stellen Sie Beine wieder nebeneinander auf und entspannen Sie die Schenkel und die Hüften.

Tipp: Gönnen Sie sich mit dieser Übung Zeit zur Entspannung. Vergessen Sie für einige Momente die Hektik des Alltags und tun Sie sich ganz bewusst etwas Gutes.

Das bringt's: Hüft- und Schenkelmuskulatur werden entspannt. Diagonale Muskelschlingen des gesamten Körpers werden gelöst. Die tiefe Atmung tut Körper und Geist gleichermaßen gut.

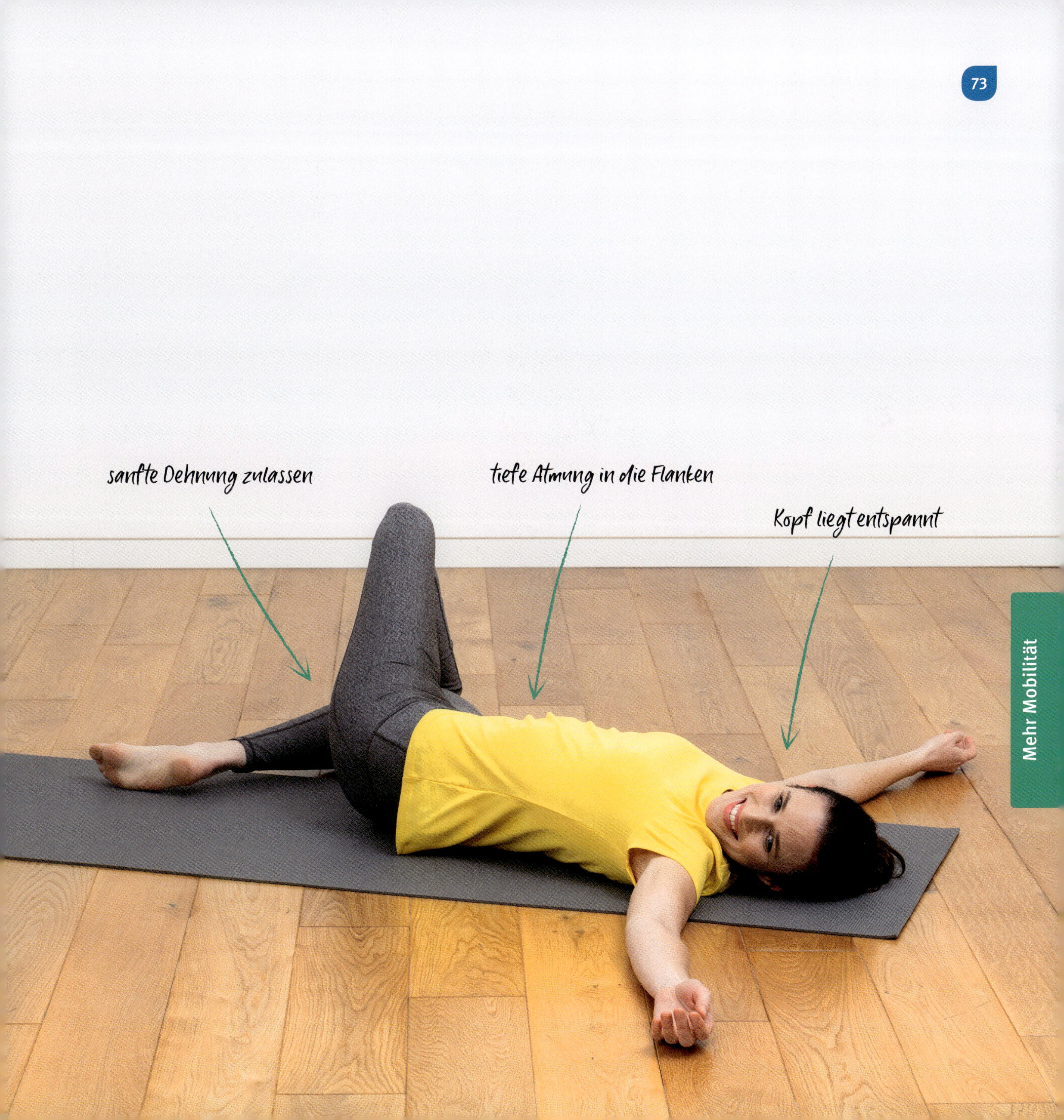
sanfte Dehnung zulassen
tiefe Atmung in die Flanken
Kopf liegt entspannt

Fersenkick

1 Sie benötigen für diese Übung ein mittelstarkes bis starkes Fitnessband oder Sie nutzen einen Gürtel. Ihre Beine liegen gestreckt auf dem Boden.

2 Legen Sie das Band über Ihren rechten Fuß und strecken Sie das Bein in Richtung Decke, bis sich ein sanftes Dehnungsgefühl bemerkbar macht.

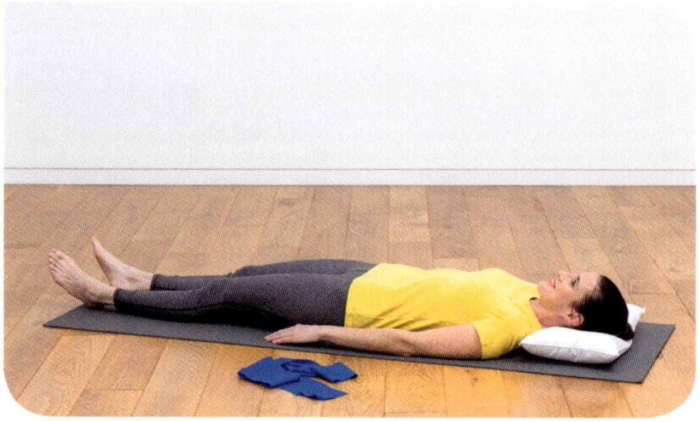

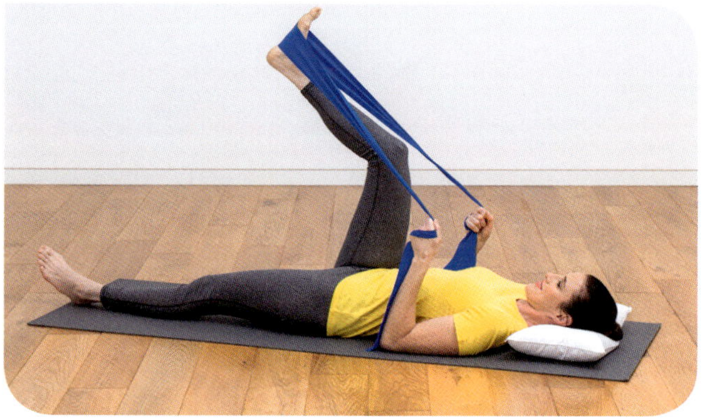

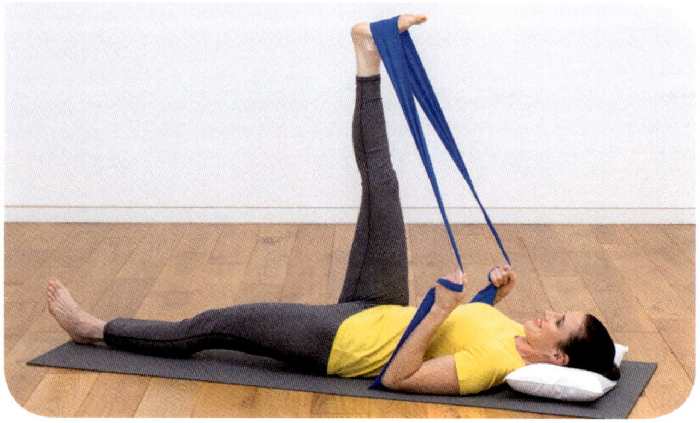

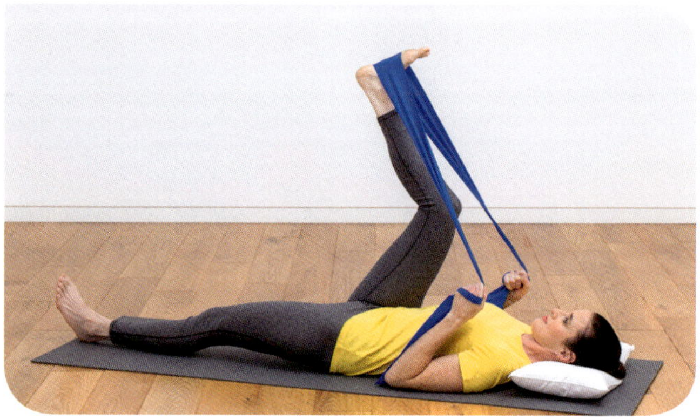

3 Strecken Sie das Bein etwas weiter in das Band hinein. Die rechte Fußspitze ist in Richtung Nase gezogen. Stellen Sie sich vor, dass Sie mit der rechten Ferse in Richtung Decke »kicken« möchten.

4 Lösen Sie die Streckung im rechten Bein ganz leicht, um es dann erneut zu strecken. Führen Sie pro Seite 3 × 20 Kicks durch.

Rückkehr: Beugen Sie das Bein langsam wieder und legen Sie es auf dem Boden neben dem anderen ab.

Tipp: Auch hier hilft achtsames Spüren! Finden Sie Ihre ganz persönliche Lieblingsposition für eine wohltuende Dehnung.

Das bringt's: Die rückwärtigen Beinmuskeln und die dazugehörigen Faszien werden geschmeidiger. Das entlastet die Knie.

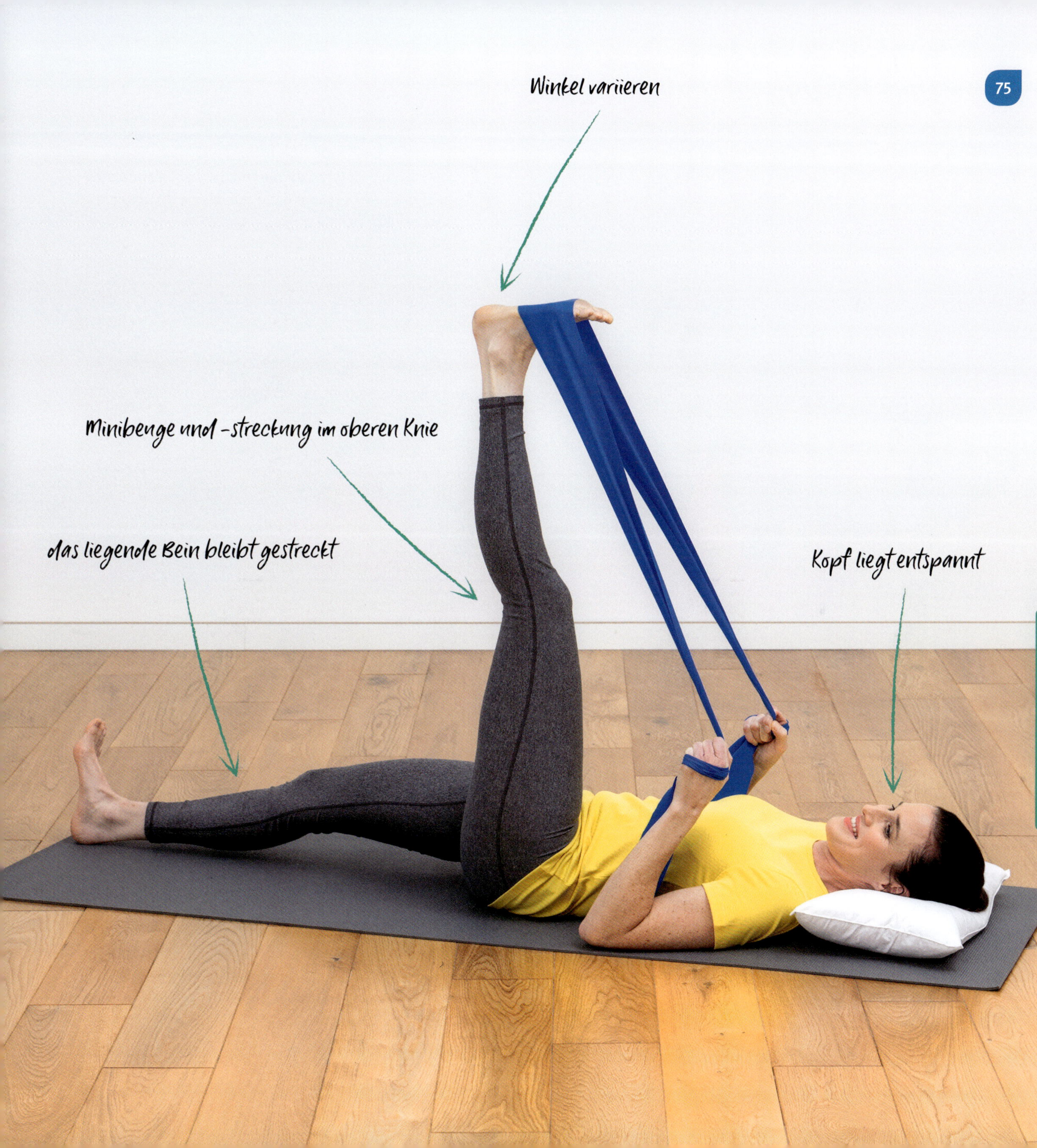
Winkel variieren
Minibeuge und -streckung im oberen Knie
das liegende Bein bleibt gestreckt
Kopf liegt entspannt

Knie-Houdini

1 Sie benötigen für diese Übung einen Gürtel. Legen Sie sich mit angewinkelten Beinen auf den Rücken. Nehmen Sie den Gürtel in die Hände.

2 Heben Sie nun Ihre Füße vom Boden ab, ziehen Sie die Oberschenkel zum Bauch und führen Sie den Gürtel über Ihre Füße.

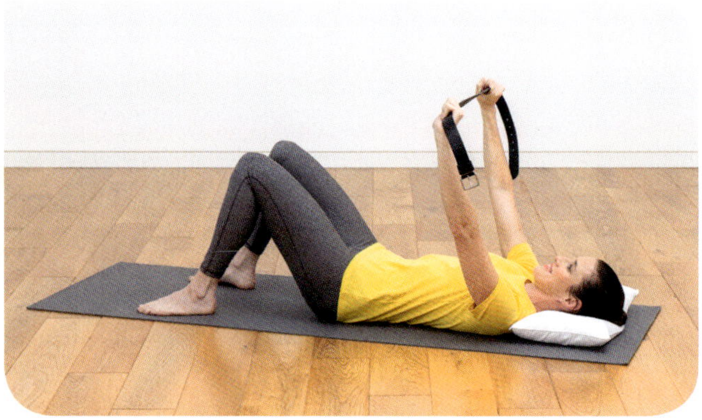

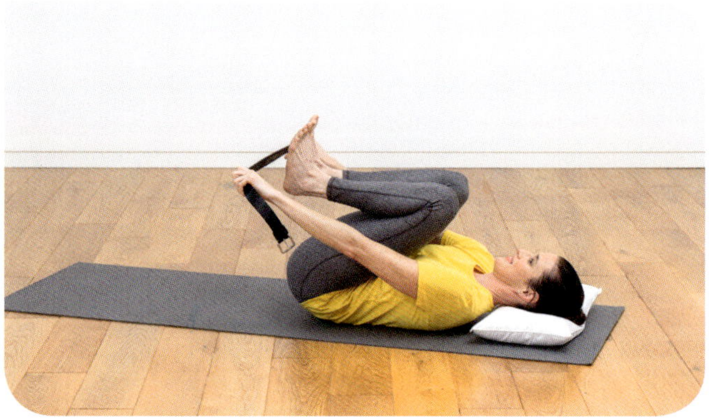

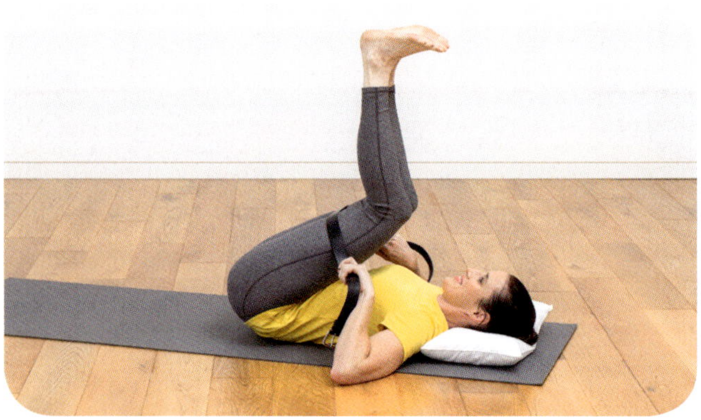

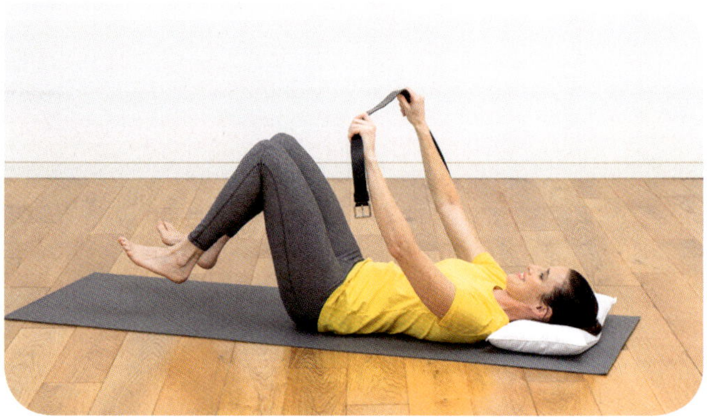

3 Ziehen Sie die Oberschenkel mit Hilfe des Gürtels noch etwas dichter an den Bauch heran und strecken Sie Ihre Knie so weit, wie es Ihnen bei sanfter Dehnung möglich ist.

4 Nach einsekündiger Haltephase beugen Sie die Knie, führen den Gürtel wieder über die Füße und senken die Beine. Berühren Sie mit den Füßen kurz den Boden. 3 × 10 Wiederholungen.

Rückkehr: Am Ende der letzten Wiederholung stellen Sie die Füße auf den Boden und lockern Ihre Oberschenkel. Legen Sie den Kopf ab und drehen Sie ihn 2- bis 3-mal nach rechts und links.

Tipp: Anfangs darf der Gürtel noch etwas breiter und ohne Spannung gehalten werden. Mit zunehmender Beweglichkeit halten Sie ihn kürzer und straffer. So werden Sie eine echte Entfesselungskünstlerin.

Das bringt's: Bewegliche Hüften und Knie entlasten Sie über den ganzen Tag. In der Haltephase werden zusätzlich die Schenkelstrecker gekräftigt.

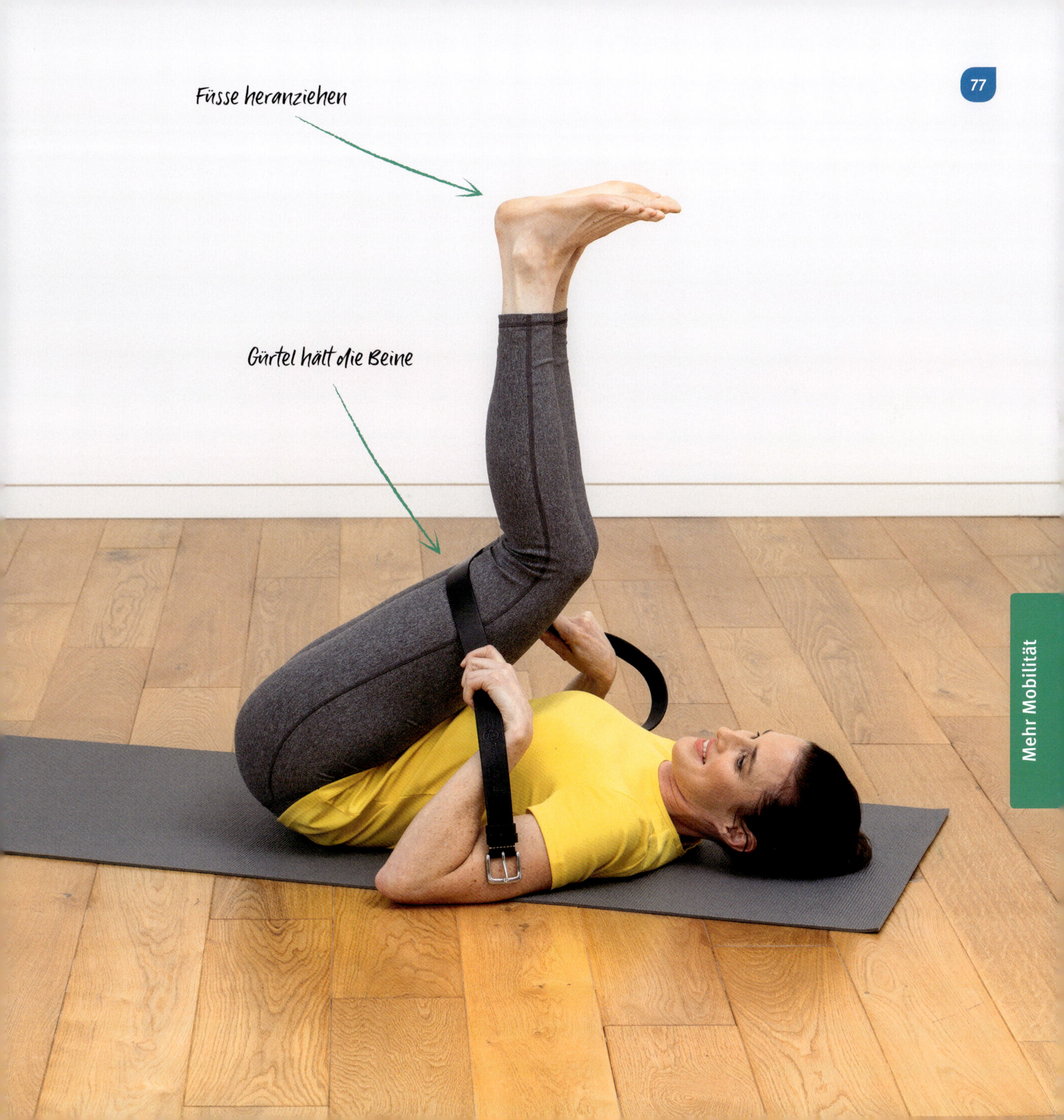
Füsse heranziehen
Gürtel hält die Beine

Hüftöffnung

1 Für diese Übung benötigen Sie einen glatten Untergrund. Begeben Sie sich in den Vierfüßlerstand und legen Sie unter jedes Knie ein Handtuch.

2 Stützen Sie sich auf Ihre Unterarme. Führen Sie Ihre Knie nach außen, bis Sie eine sanfte Dehnung in den Schenkelinnenseiten empfinden.

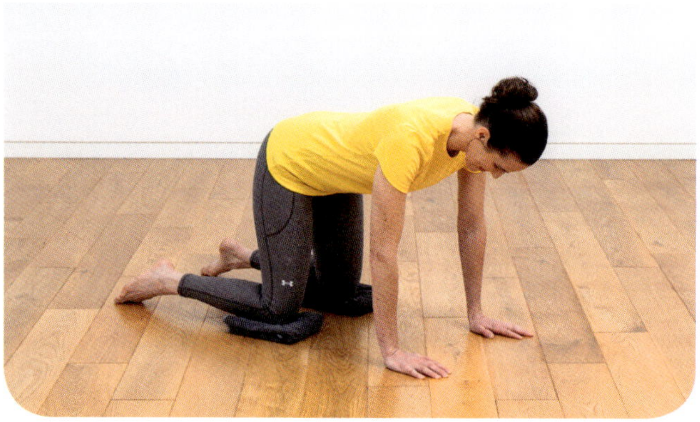

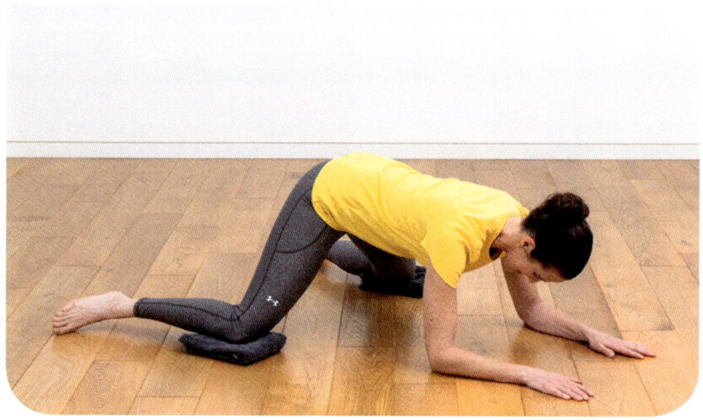

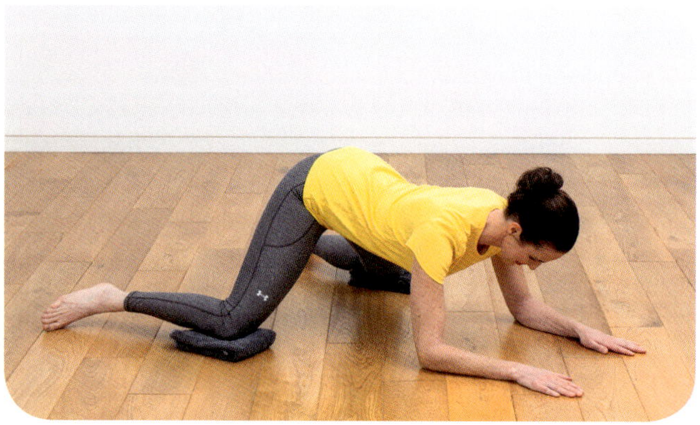

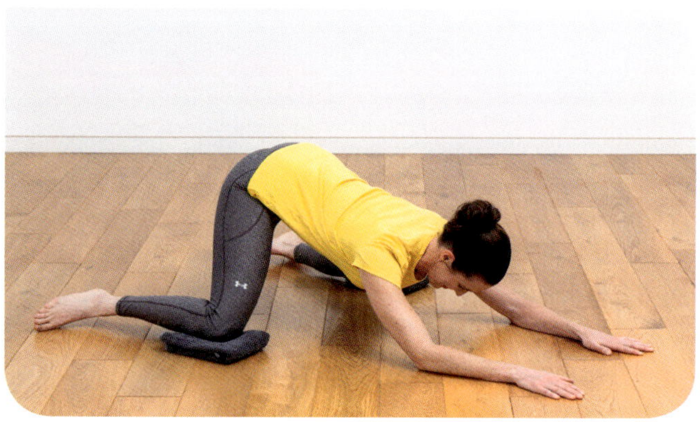

3 Sie können das Dehnungsgefühl nun über zwei Komponenten intensivieren: Die erste Möglichkeit ist, Ihren unteren Rücken mehr in eine leichte Hohlkreuzposition zu bringen.

4 Um das Dehnungsgefühl leicht zu intensivieren, können Sie Ihr Gesäß langsam nach hinten, in Richtung Fersen schieben. Atmen Sie 12-mal tief ein und aus.

Rückkehr: Führen Sie zunächst das Gesäß wieder über die Knie und runden Sie Ihren Rücken sanft nach hinten. Führen Sie dann Ihre Knie zurück in die hüftweite Position.

Tipp: Nehmen Sie gerne dickere Handtücher, wenn Ihnen der Untergrund zu hart ist.

Das bringt's: Gedehnte Beinanzieher (Adduktoren) schützen vor der gefährlichen X-Bein-Position. So schützen Sie die Knie vor Verletzungen und Fehlbelastungen.

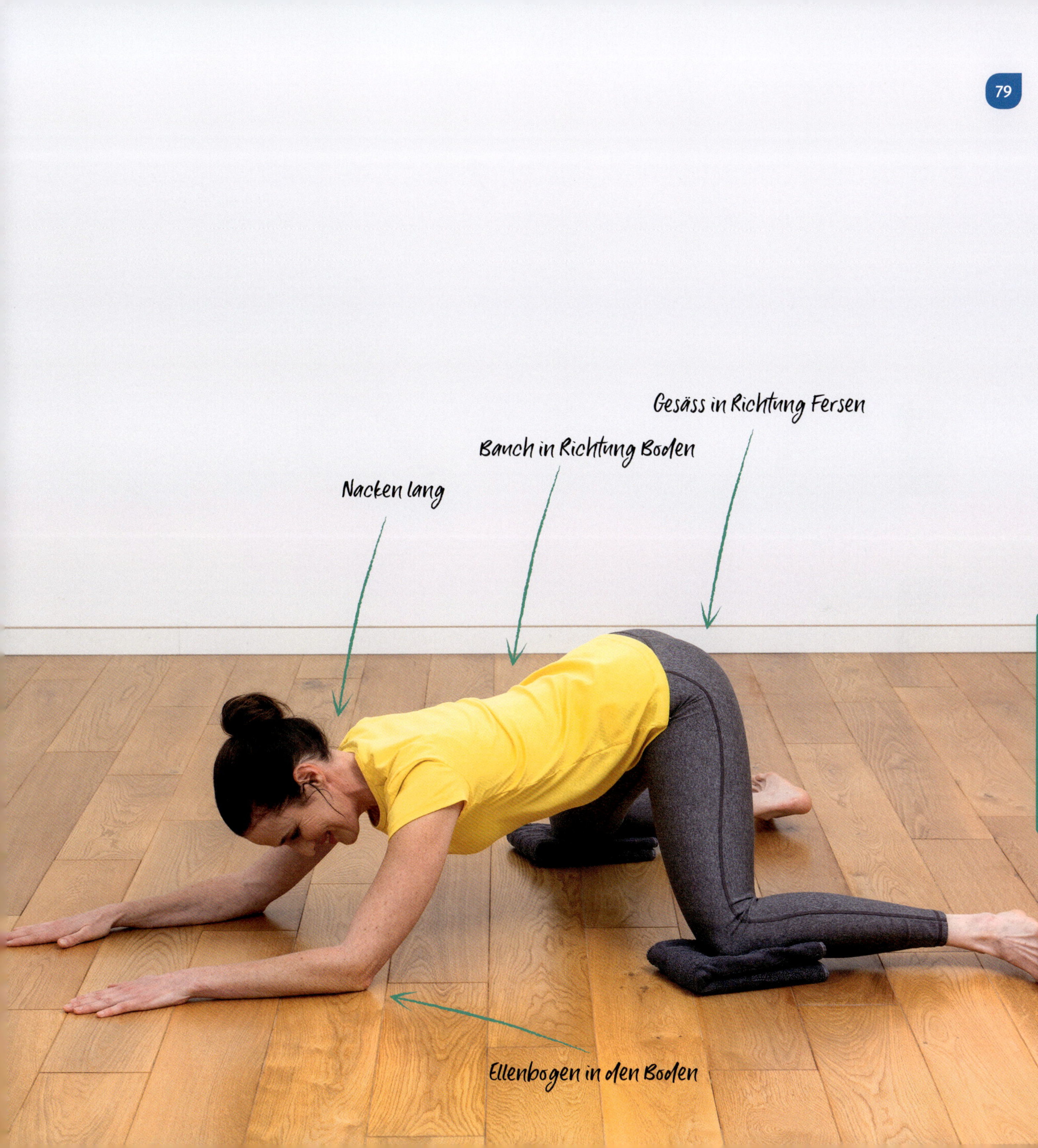
Gesäss in Richtung Fersen
Bauch in Richtung Boden
Nacken lang
Ellenbogen in den Boden

Stretched and strong

1 Sie stehen in etwa doppelter Hüftbreite. Ihre Hände liegen auf den Beckenkämmen. Der Schultergürtel ruht entspannt auf dem aufgerichteten Brustkorb.

2 Drehen Sie Ihren linken Fuß um 45° nach außen. Beugen Sie Ihr linkes Knie und führen Sie es dabei sauber über den Fuß.

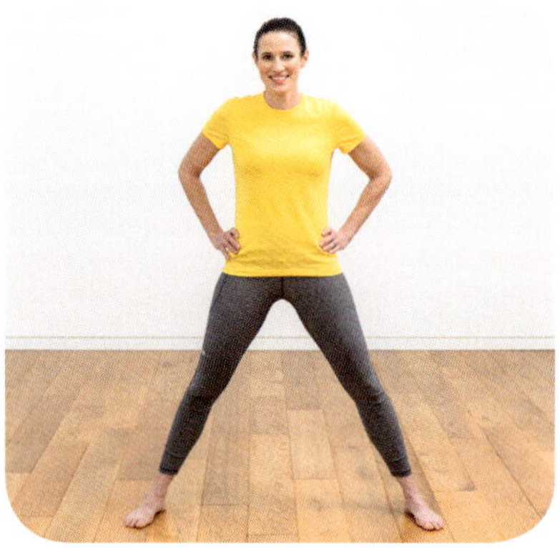

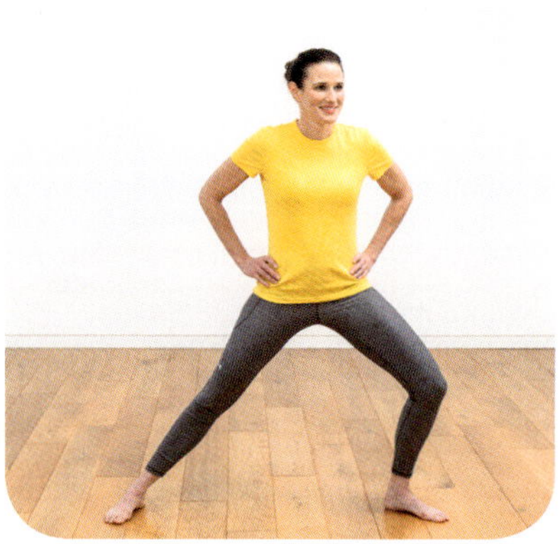

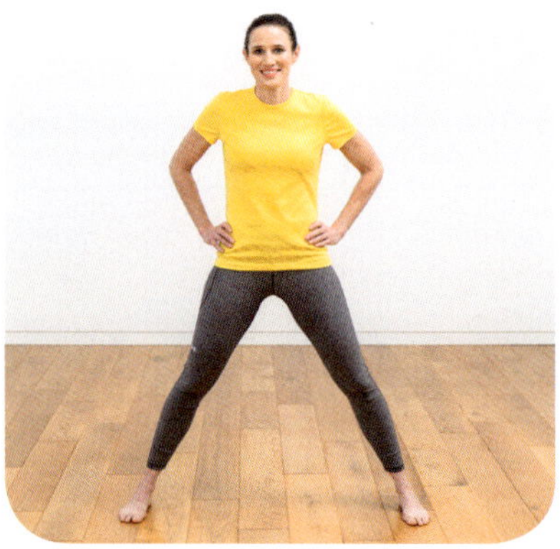

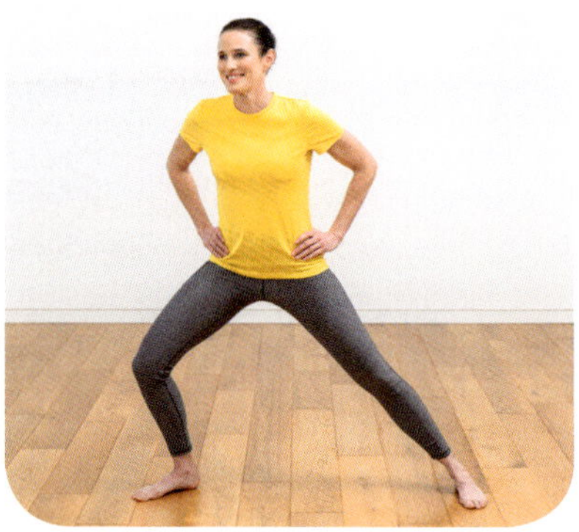

3 Strecken Sie das linke Bein wieder und wiederholen Sie die Übung. Achten Sie dabei gut auf Ihre aktuellen Kraft- und Bewegungsgrenzen. Behalten Sie die Bewegungskontrolle!

4 Nach der letzten Beuge wechseln Sie das Bein. Bringen Sie dafür den linken Fuß zurück in die Mittelstellung und drehen Sie den rechten um 45° nach außen. Üben Sie mit jeder Seite 3 × 12 Wiederholungen.

Rückkehr: Bringen Sie die Füße zurück in die Mittelstellung und gehen Sie in den hüftweiten Stand. In dieser Position können Sie Ihre Oberschenkel etwas auslockern.

Tipp: Langsame und kontrollierte Bewegungen lassen Sie bei dieser Übung Ihre aktuellen Grenzen leichter spüren. Fortschritte werden so besser wahrgenommen.

Das bringt's: Sie kräftigen die Oberschenkel und entspannen Ihre Beinanzieher (Adduktoren). Ihre Knie profitieren von einer tollen Kombination aus Kraft und Beweglichkeit.

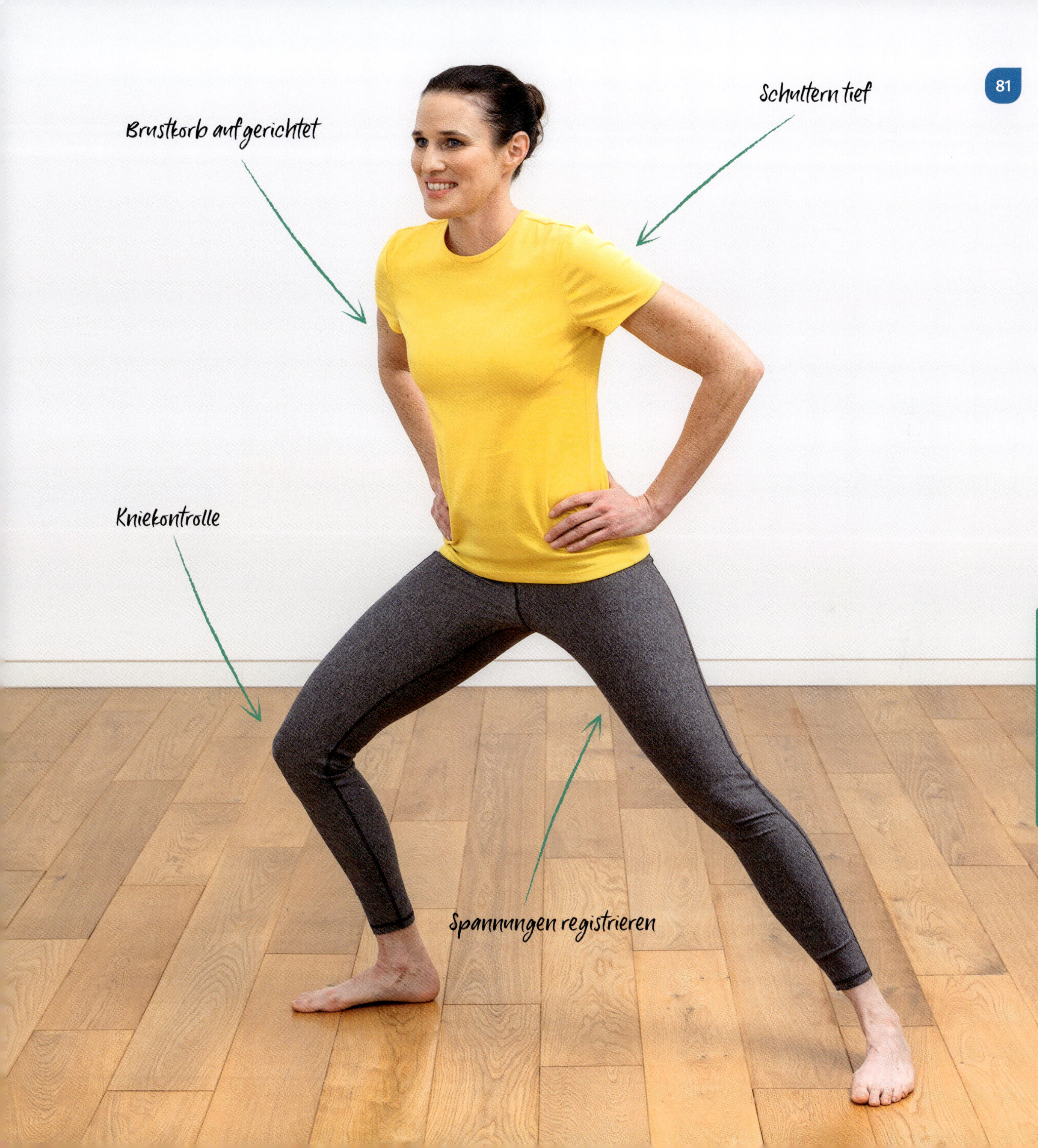
Brustkorb aufgerichtet
Schultern tief
Kniekontrolle
Spannungen registrieren

Hip out

1 Sie stehen hüftbreit. Ihre Arme befinden sich neben dem Körper und sind leicht gebeugt. Der Oberkörper ist gestreckt und die Schultern entspannt.

2 Heben Sie Ihr rechtes Bein und führen Sie es weit nach außen. Achten Sie darauf, dass Ihr Becken nach vorne ausgerichtet ist und sich nicht mitdreht.

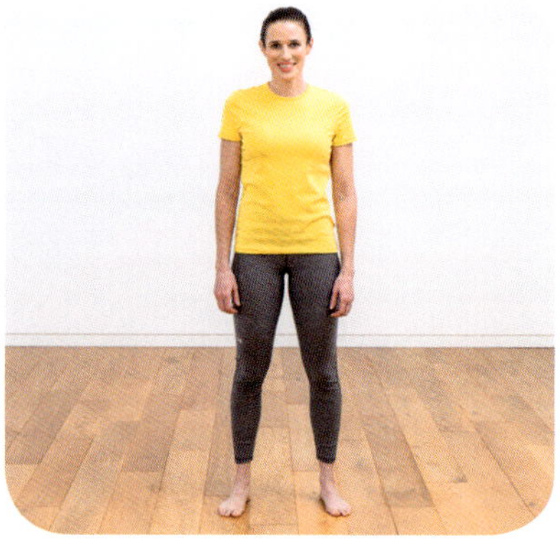

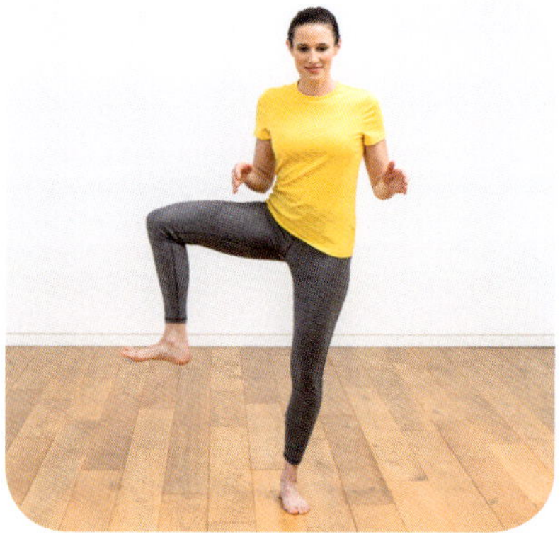

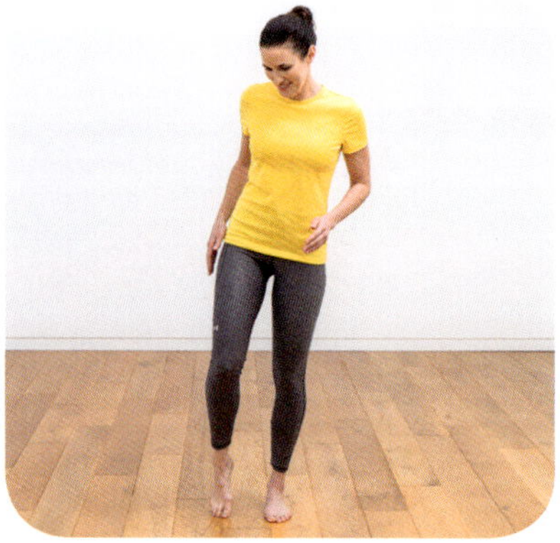

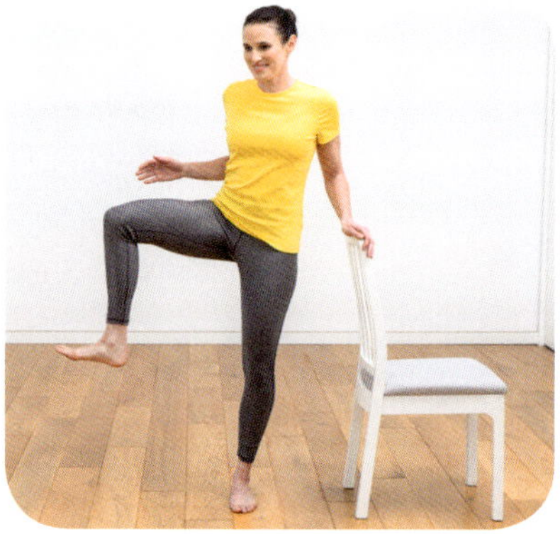

3 Senken Sie das Bein wieder in Richtung der Ausgangsposition. Lassen Sie die Fußspitze nur kurz auf den Boden tippen und wiederholen Sie die Bewegung. 3 × 12 Wiederholungen.

Variante: Wenn Sie im Einbeinstand noch unsicher sind, können Sie sich an einem Stuhl festhalten. Trainieren Sie in diesem Fall Ihr Gleichgewicht mit der Übung »Felsenfester Flamingo« (Seite 62).

Rückkehr: Beenden Sie die letzte Wiederholung und begeben Sie sich wieder in den normalen Stand. Entspannen Sie die Oberschenkel und spüren Sie nach, wie Sie sich nach dieser Übung fühlen.

Tipp: Beginnen Sie mit kleinen Hebebewegungen. Versuchen Sie aber trotzdem, das Bein von Anfang an weit nach außen zu drehen (Hip out). Darauf liegt bei dieser Übung der Schwerpunkt.

Das bringt's: Sie trainieren die Auswärtsdrehung der Hüfte. Die ist wichtige Grundlage für gesunde Beinachsen, in denen die Knie ideal funktionieren.

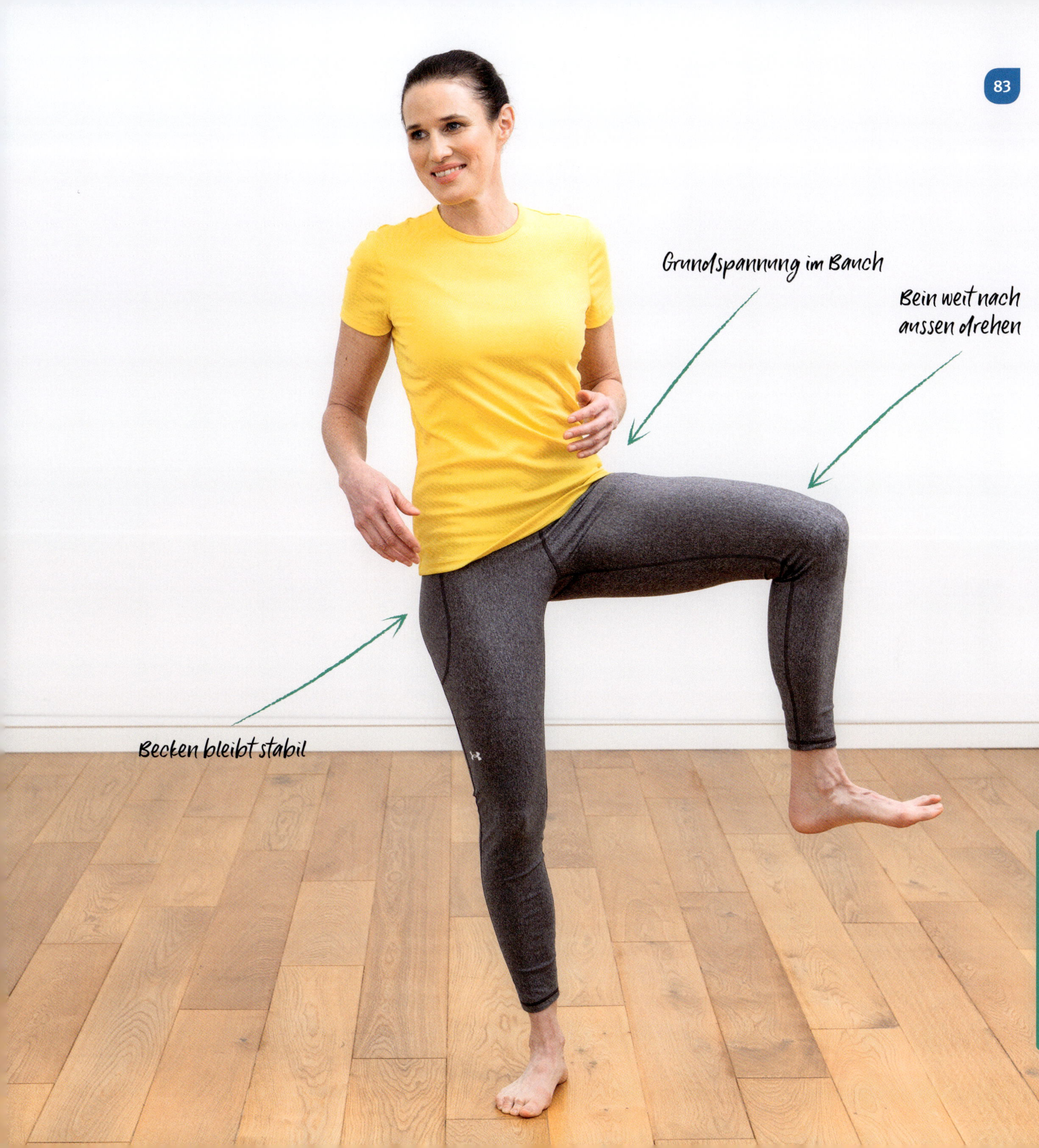
Grundspannung im Bauch
Bein weit nach aussen drehen
Becken bleibt stabil

Knielift mit Twist

1 Sie stehen hüftbreit. Die Arme befinden sich ganz entspannt neben dem Körper. Die Füße haben sicheren Bodenkontakt. Sie atmen tief und gleichmäßig.

2 Heben Sie Ihr linkes Bein gebeugt vor dem Körper nach oben. Drehen Sie gleichzeitig Ihren Oberkörper so weit wie möglich nach links.

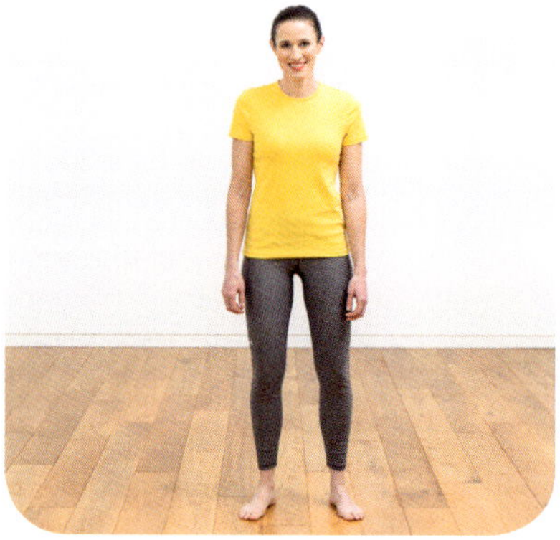

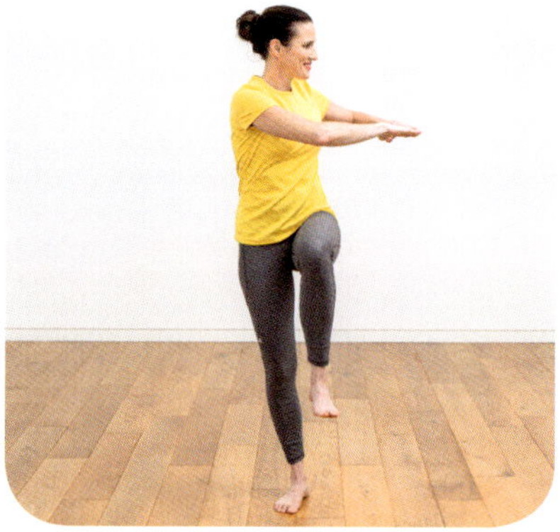

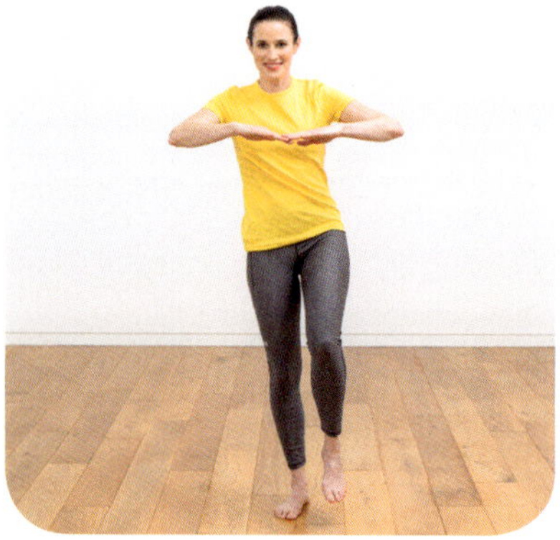

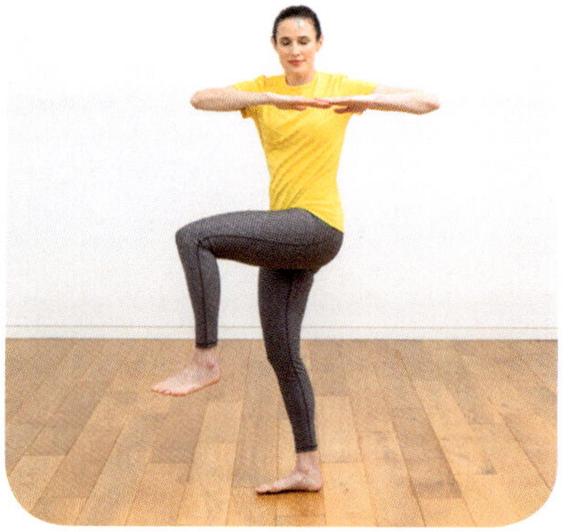

3 Senken Sie das Bein wieder und führen Sie Kopf und Oberkörper zurück in die Startposition. Wechseln Sie das Bein und üben Sie 3 × 20 Wiederholungen. Beginnen Sie mit kleinen Bewegungen.

Variante: Mit zunehmender Sicherheit können Sie diese Übung auch mal mit geschlossenen Augen ausprobieren. Das trainiert intensiv Körpergefühl und Gleichgewicht. Üben Sie langsam und konzentriert.

Rückkehr: Sie beenden die Bewegungen und kehren in den hüftbreiten Stand zurück. Beugen Sie den Oberkörper und lockern Sie Ihre Schultern.

Tipp: Probieren Sie die Übung für drei bis fünf Wiederholungen in Zeitlupentempo. Das ist die Gelegenheit, Ihr Körpergefühl und Gleichgewicht zu trainieren.

Das bringt's: Sie trainieren Ihre Oberschenkel und die schrägen Bauchmuskeln. Diagonale Faszienschlingen werden geschmeidiger.

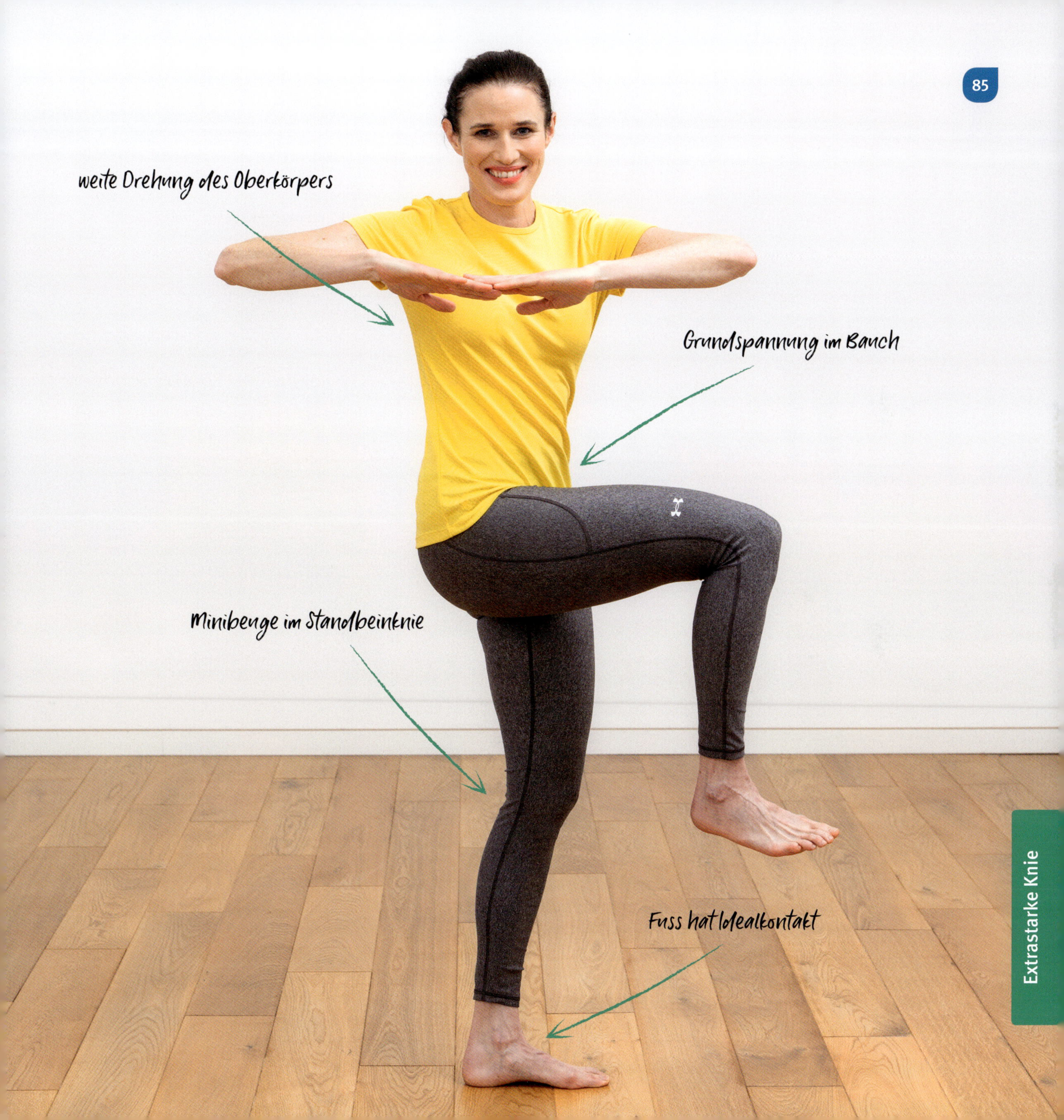
weite Drehung des Oberkörpers
Grundspannung im Bauch
Minibeuge im Standbeinknie
Fuss hat Idealkontakt

Criss-Cross

1 Sie stehen im hüftbreiten Stand. Die Arme befinden sich leicht angewinkelt neben dem Körper. Ihre Knie sind leicht gebeugt.

2 Beginnen Sie, auf der Stelle zu laufen. Heben Sie anfangs die Knie nur leicht an. Versuchen Sie, »geräuscharm« und sanft zu laufen.

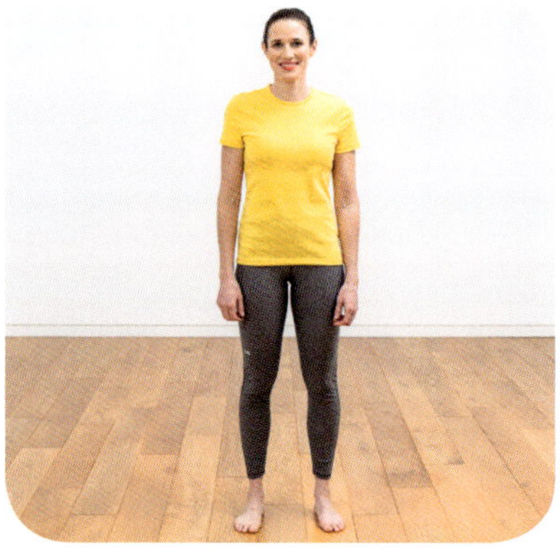

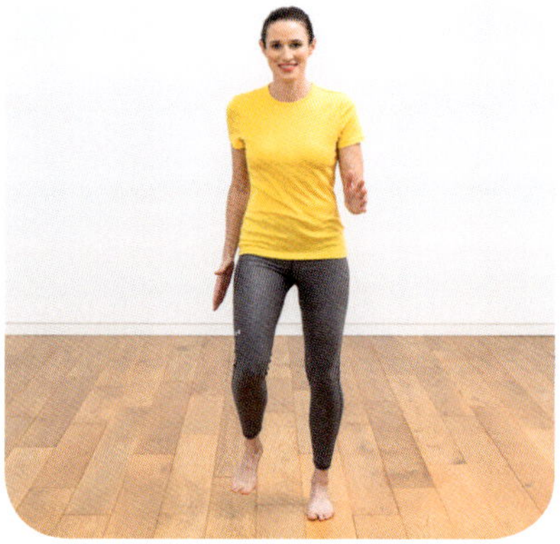

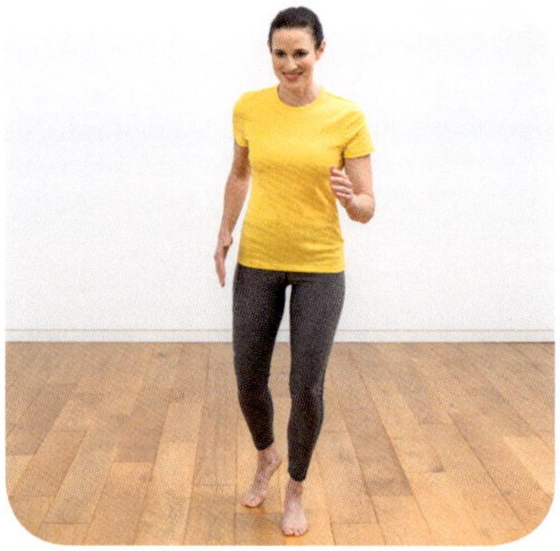

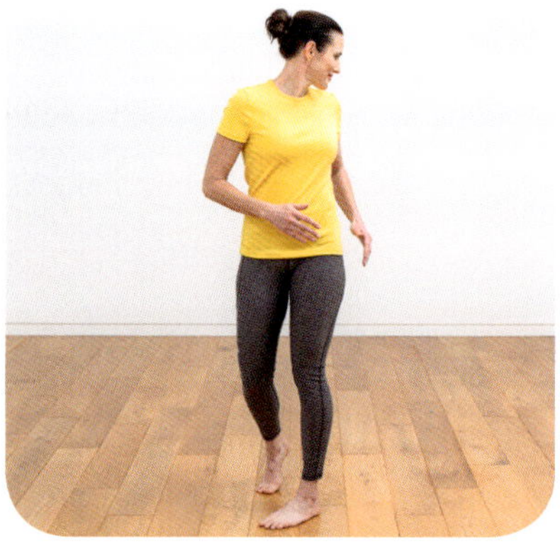

3 Setzen Sie alle fünf bis sechs Schritte einen Fuß gekreuzt vor oder hinter den anderen. Wechseln Sie dabei immer wieder die Seite und finden Sie einen eigenen Rhythmus.

Variante: Suchen Sie sich eine Strecke, auf der Sie 10 Schritte vor und zurück laufen können. Laufen Sie 3 × 10 gekreuzte Schritte vorwärts und rückwärts.

Rückkehr: Bleiben Sie stehen und lockern Sie Ihre Oberschenkel. Entspannen Sie Ihre Hüften durch einige »Hip out«-Bewegungen (Seite 82).

Tipp: Nehmen Sie sich Zeit, einen eigenen Rhythmus zu finden, und steigern Sie dann die Geschwindigkeit. Auch dann gilt: Auf leisen Sohlen laufen.

Das bringt's: Sie kräftigen Ihre Beine für Richtungswechsel und trainieren Ihre Koordination.

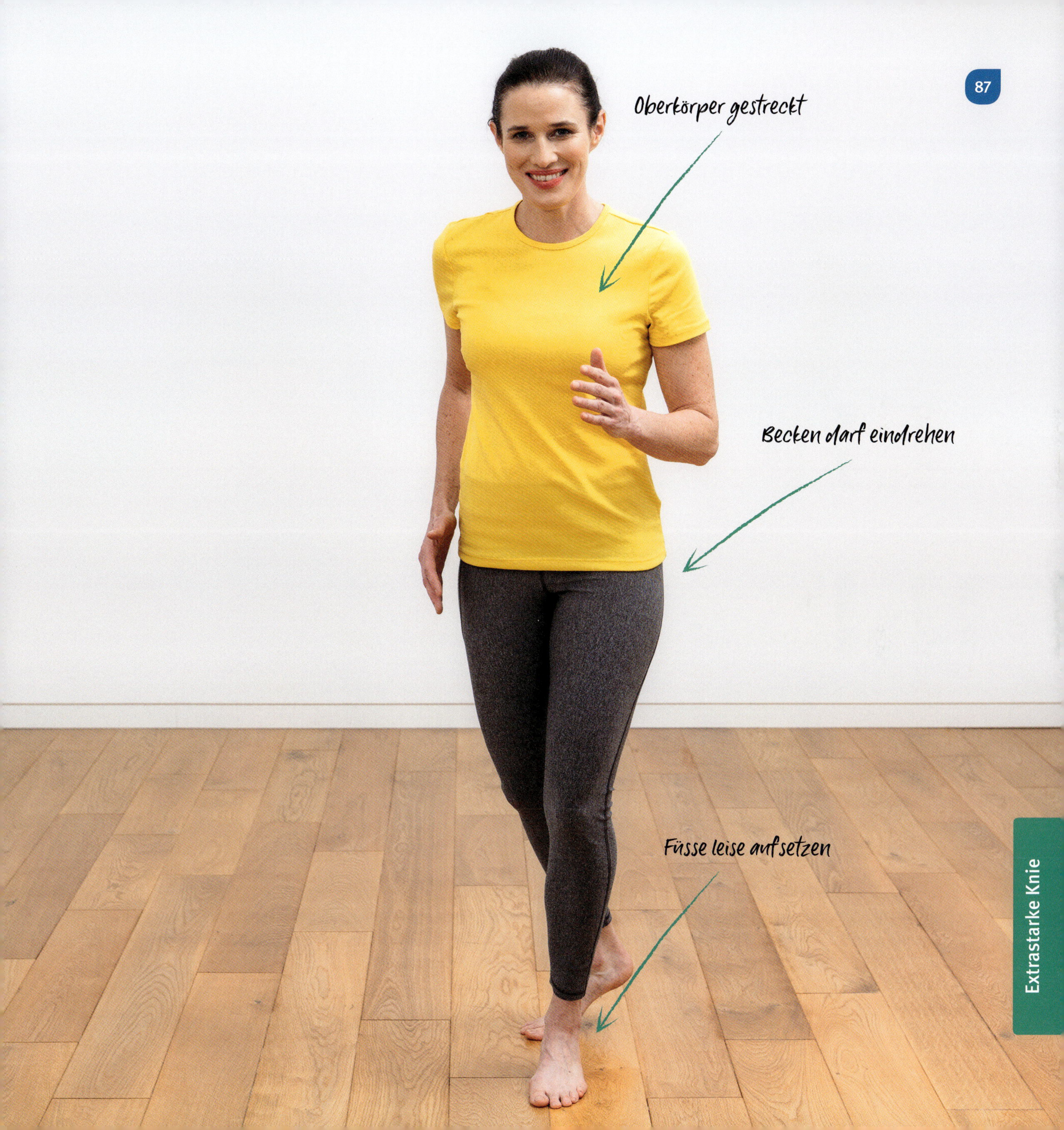
Oberkörper gestreckt
Becken darf eindrehen
Füsse leise aufsetzen

Drachentanz

1 Sie stehen hüftbreit. Ihre Arme sind auf Schulterhöhe zur Seite gestreckt. Ihr Nacken ist lang und der Brustkorb aufgerichtet. Ziehen Sie den Nabel sanft ein.

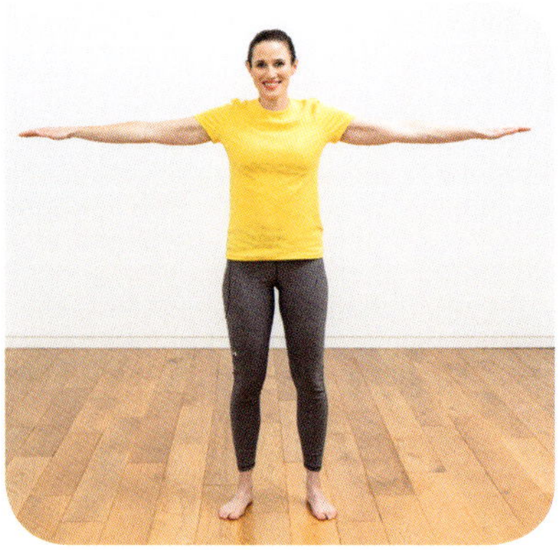

2 Heben Sie den linken Fuß und führen Sie ihn hinter dem rechten Bein entlang zur Seite. Beugen Sie in einer ruhigen fließenden Bewegung beide Knie.

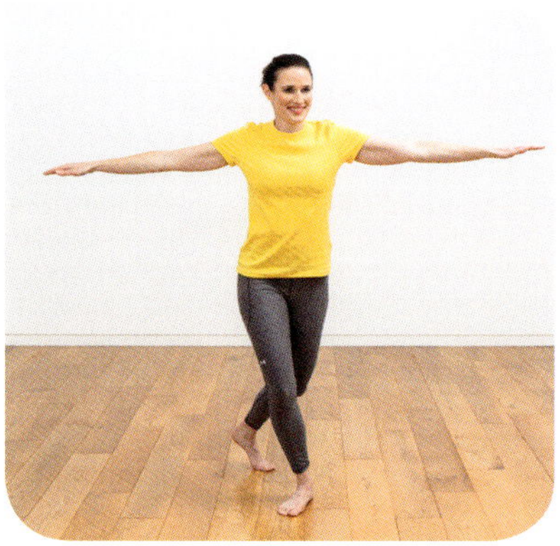

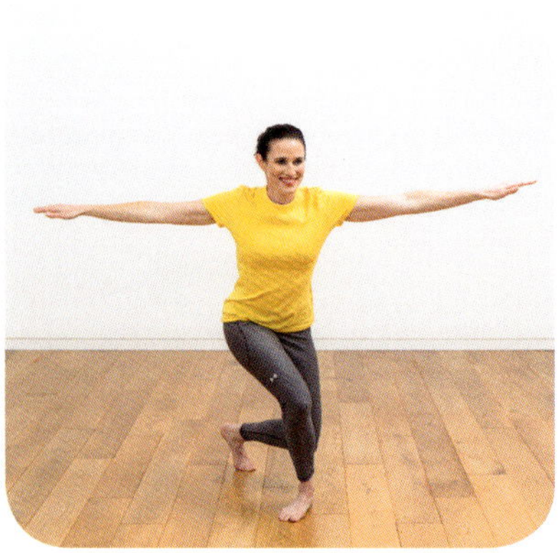

3 Beginnen Sie mit kleinen Bewegungen und spüren Sie, welche Spannungsgrenzen Ihr Körper in den Beinen zeigt. Lassen Sie Ihre Arme weiter zur Seite gestreckt.

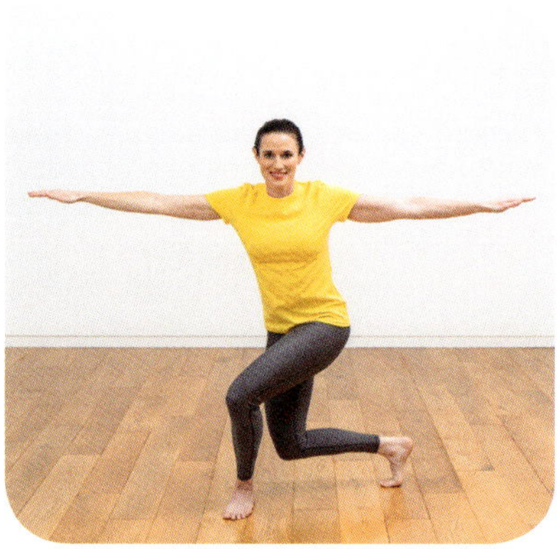

4 Strecken Sie die Knie wieder und führen Sie den Fuß zurück in den hüftweiten Stand. Führen Sie dieselbe Bewegung mit dem rechten Bein aus. 3 × 12 Wiederholungen.

Rückkehr: Nach der letzten Wiederholung senken Sie die Arme und lockern den Schulterbereich mit einigen kreisenden Bewegungen. Entspannen Sie die Beine mit sanften Schüttelungen.

Tipp: Bei dieser komplexen Übung ist Achtsamkeit gefragt! Spüren Sie in den ersten Wiederholungen, wie weit Sie in den Bewegungen gehen können. Geben Sie sich Zeit zur Entwicklung.

Das bringt's: Gesäß- und Schenkelmuskeln werden ordentlich trainiert. Die Beweglichkeit der gesamten Bein- und Hüftregion wird gefördert.

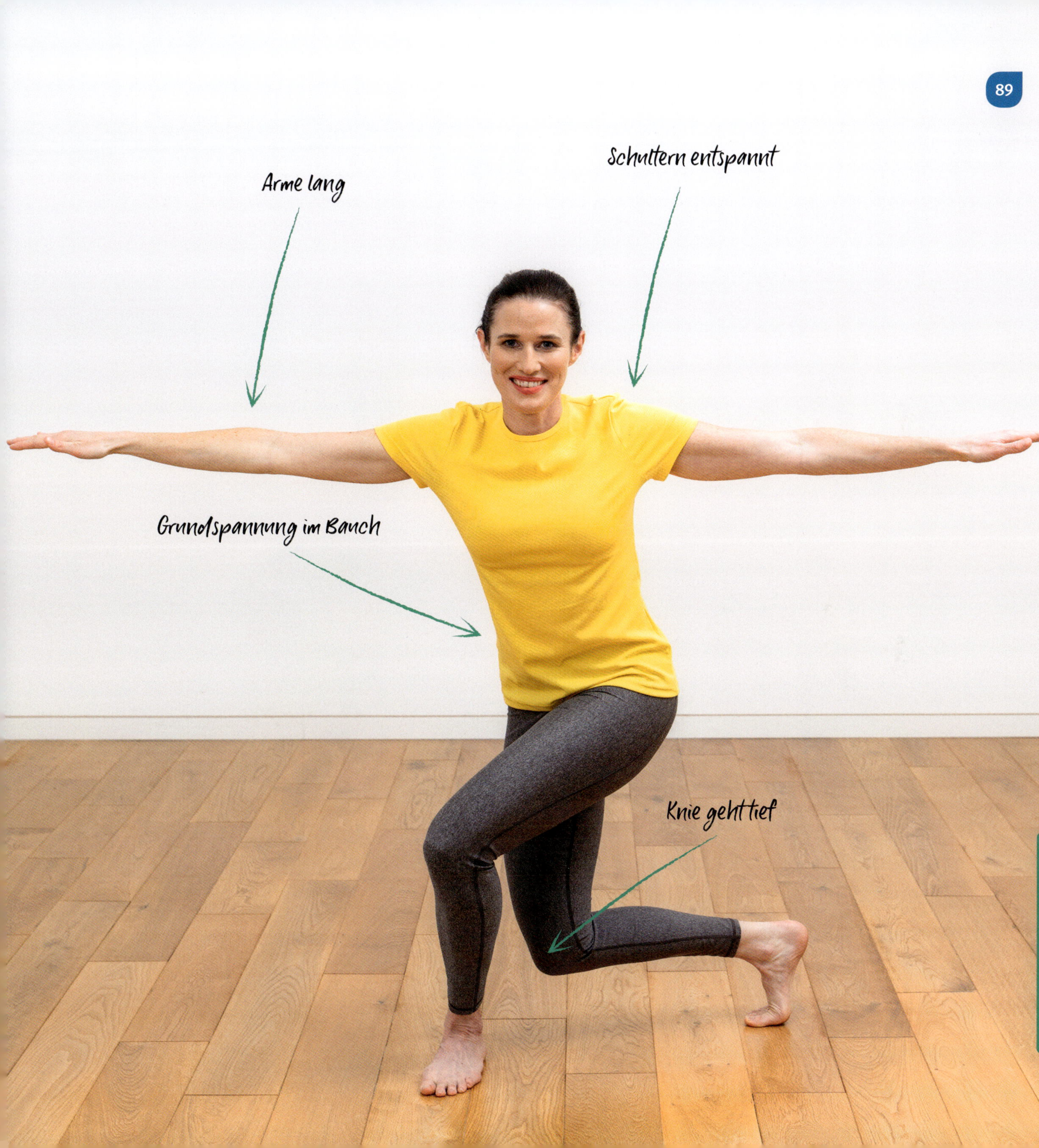
Schultern entspannt
Arme lang
Grundspannung im Bauch
Knie geht tief

Kraftstern

1 Sie stehen hüftbreit und stabilisieren Ihre Körpermitte, indem Sie Ihren Bauchnabel sanft einziehen. Der rechte Fuß berührt den Boden nur leicht mit seiner Spitze.

2 Schieben Sie Ihre rechte Fußspitze auf dem Boden nach vorne, zur Seite und nach hinten. Führen Sie die Bewegungen langsam und konzentriert durch.

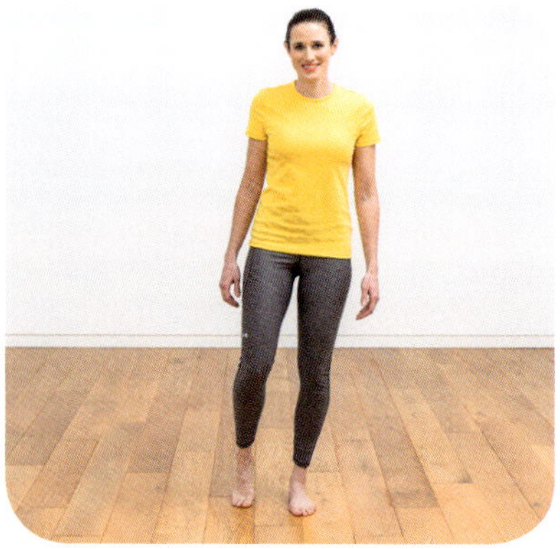

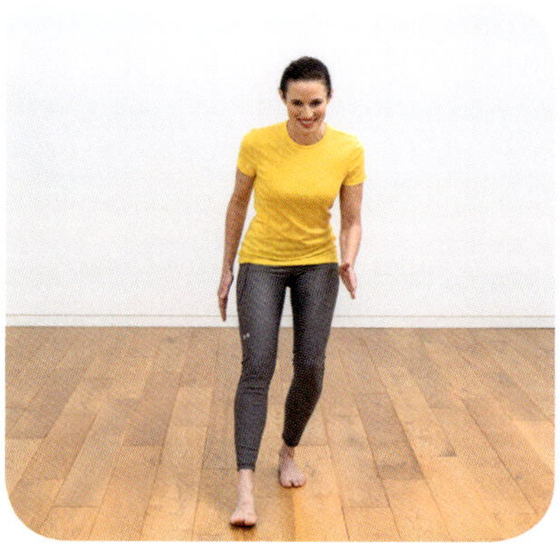

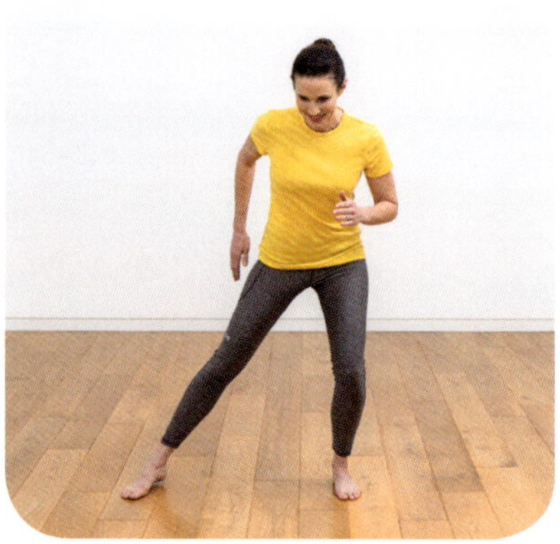

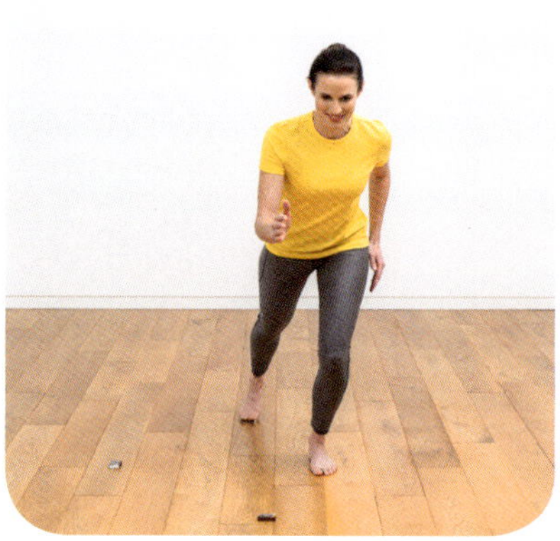

3 Während sich das rechte Bein in die unterschiedlichen Richtungen streckt, beugt sich das linke Knie. Achten Sie auf die gesunden Beinachsen (Seite 14). Üben Sie pro Bein 3 × 12 Wiederholungen.

4 Markieren Sie Ihren Standpunkt, zum Beispiel mit einem Klebepunkt, und platzieren Sie vor, hinter und neben Ihrem Fuß drei Streichholzschachteln. Messen Sie, wie weit Sie diese schieben können.

Rückkehr: Kehren Sie in den Stand zurück und entspannen Sie sich.

Tipp: Registrieren Sie Ihre Fortschritte innerhalb dieser Übung alle vier bis sechs Wochen. Siehe Punkt 4.

Das bringt's: jede Menge Schenkelkraft, bewegliche Beine und einen tollen Gleichgewichtssinn.

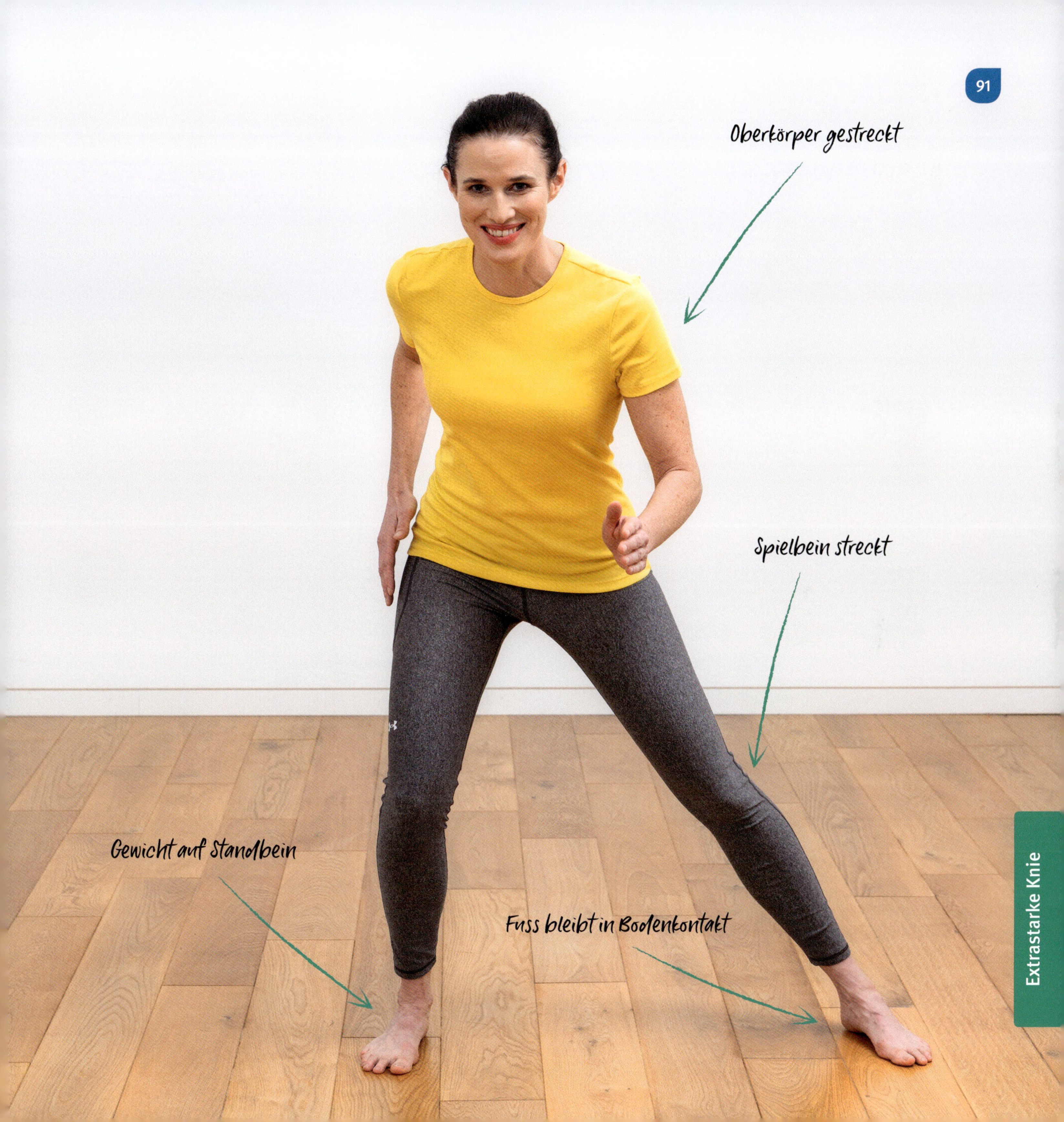
Oberkörper gestreckt
Spielbein streckt
Gewicht auf Standbein
Fuss bleibt in Bodenkontakt

Wacklige Waage

1 Kurze Schrittstellung. Ihr vorne stehender linker Fuß befindet sich auf einem Balancepad oder einer aufgerollten Trainingsmatte.

2 Heben Sie die gestreckten Arme in Verlängerung des Körpers nach oben. Die Handinnenflächen schauen sich an. Der Schultergürtel geht tief.

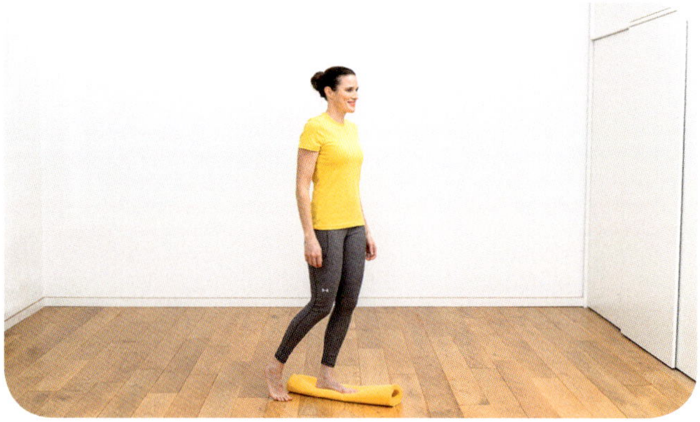

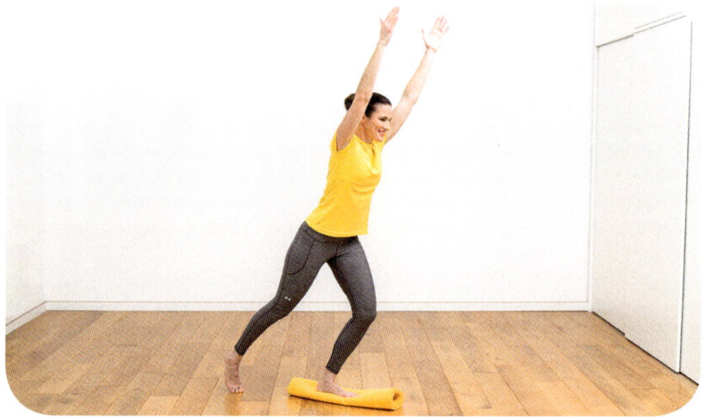

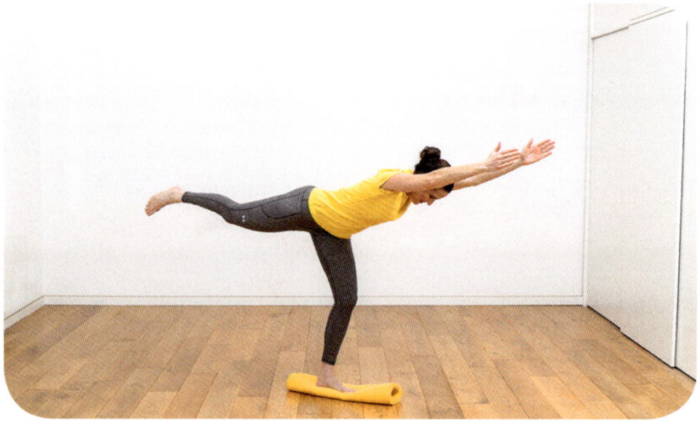

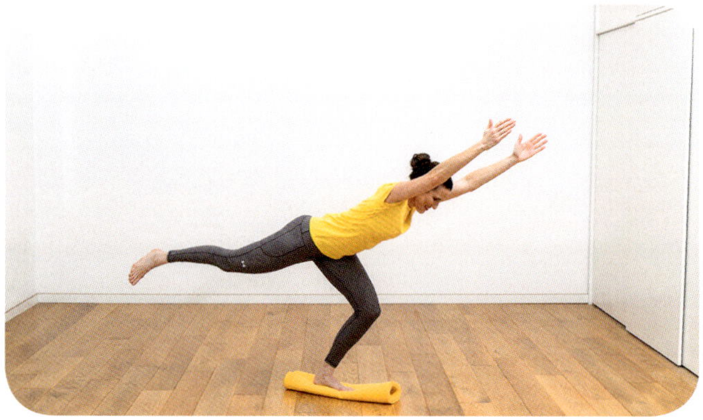

3 Der Oberkörper neigt sich nach vorne und das rechte Bein wird nach hinten gestreckt. Arme, Oberkörper und hinteres Bein bewegen sich als Einheit und bilden in der Zielposition eine waagerechte Linie.

Variante: Führen Sie in der waagerechten Position eine kleine Kniebeuge mit dem Standbein durch. Achten Sie unbedingt auf eine saubere und sichere Ausführung!

Rückkehr: Kehren Sie in die Schrittstellung zurück. Nehmen Sie den vorderen Fuß vom Pad. Entspannen Sie im hüftbreiten Stand den Oberkörper durch sanfte Beugungen.

Tipp: Wenn Sie sich unsicher fühlen, sollten Sie kleinere Bewegungen machen. Nicht immer muss die Zielposition erreicht werden.

Das bringt's: Ihre hintere Schenkelmuskulatur wird gestärkt und geschmeidig. Ihre Körperstreckung verbessert sich und Ihr Gleichgewichtssinn wird trainiert.

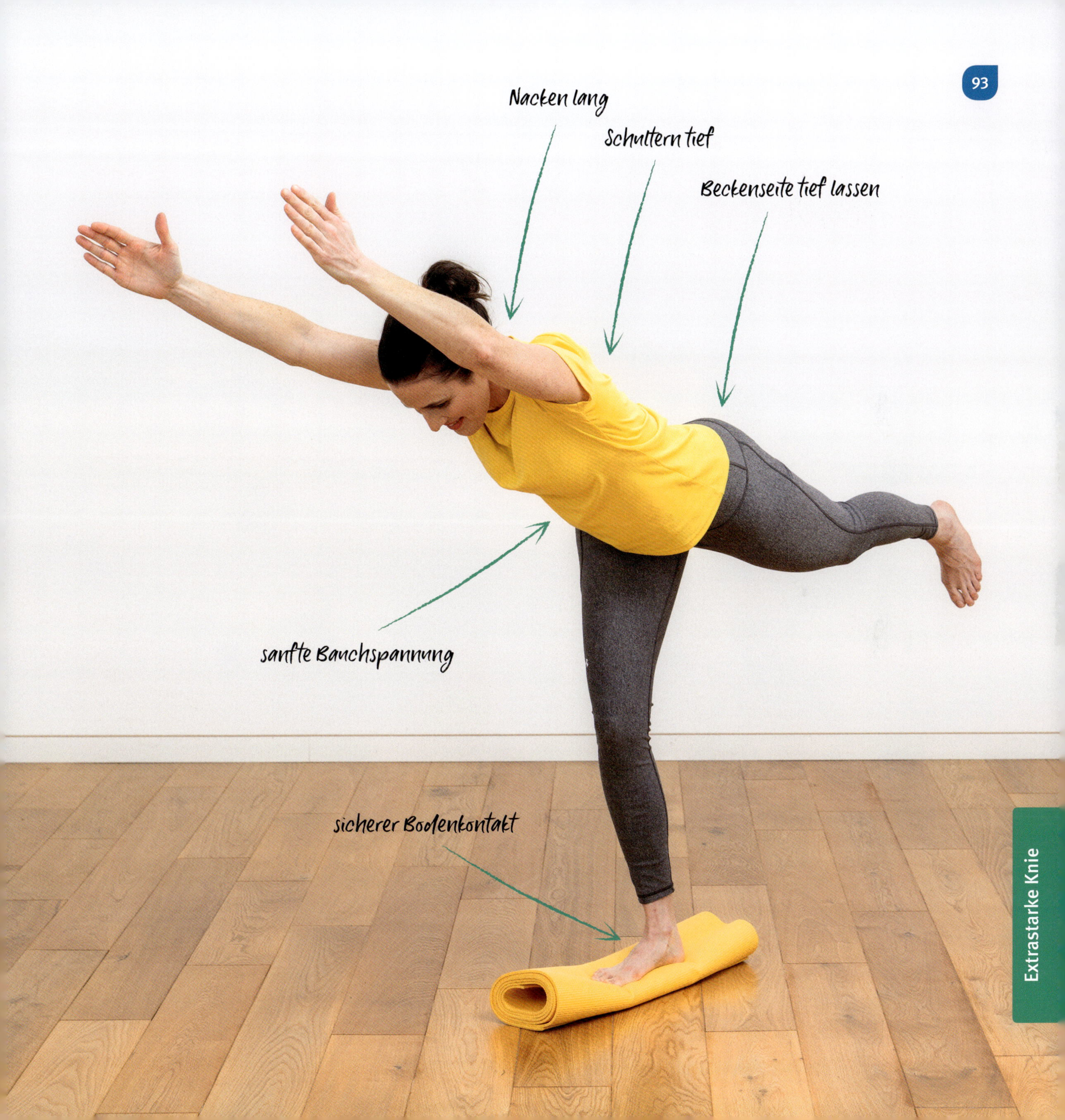
Nacken lang
Schultern tief
Beckenseite tief lassen
sanfte Bauchspannung
sicherer Bodenkontakt

Kleine Knieraupe

1 Sie starten im Liegestütz. Die Hände stützen unter den Schultern. Die Ellenbogen sind minimal gebeugt. Der Körper bildet eine Linie. Die Füße stehen auf den Zehen.

2 Bewegen Sie Ihre Füße nun mit kleinen »Tippelschritten« in Richtung der Handgelenke. Dabei bleiben die Beine weitestgehend gestreckt.

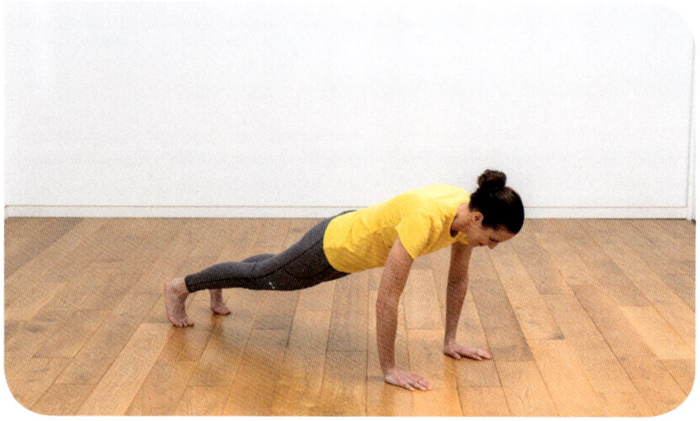

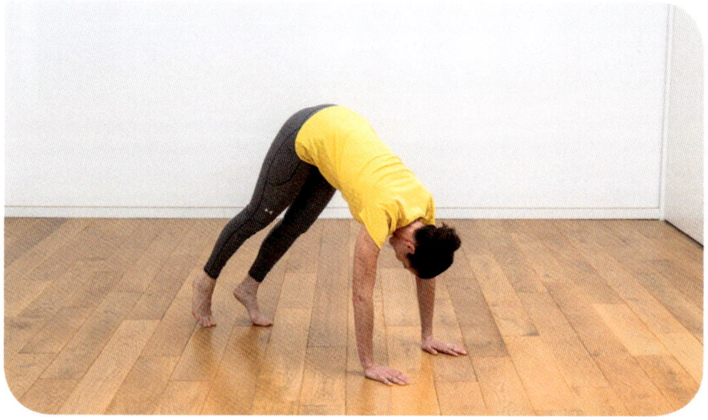

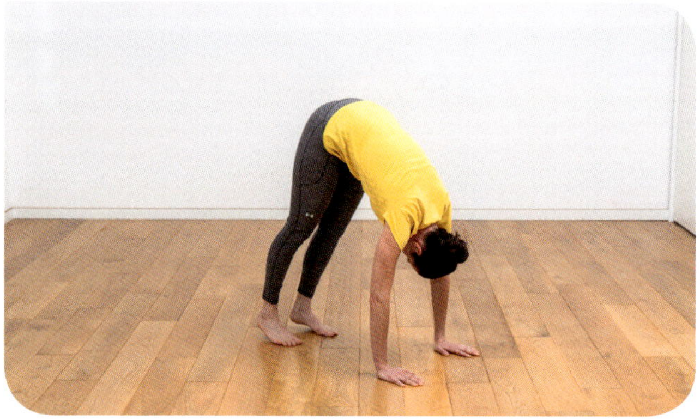

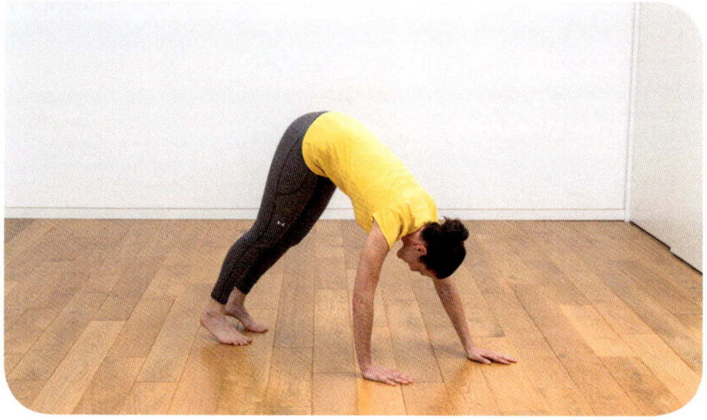

3 Während sich die Füße den Händen nähern, dürften Sie ein zunehmendes Dehnungsgefühl in den hinteren Oberschenkeln und den Waden spüren. Respektieren Sie bitte die Grenzen Ihres Körpers.

4 Gehen Sie nun mit Ihren Händen Schritt für Schritt nach vorne, bis Sie sich wieder im Liegestütz befinden. Danach starten Sie wieder die Tippelschritte mit den Füßen. Üben Sie 3 × 8 Wiederholungen

Rückkehr: Beenden Sie die Übung im Liegestütz. Stehen Sie auf und entspannen Sie Arme, Hände und Beine durch sanfte Schüttelungen.

Tipp: Fehlt der Platz für eine lange Tippelstrecke? Dann lassen Sie die Hände stehen und gehen nur mit den Füßen vor und wieder zurück.

Das bringt's: Die Knieraupe hat es in sich! Arme und Schultern werden gekräftigt. Die hinteren Muskelketten der Beine, bis in die Fußsohlen, werden gedehnt.

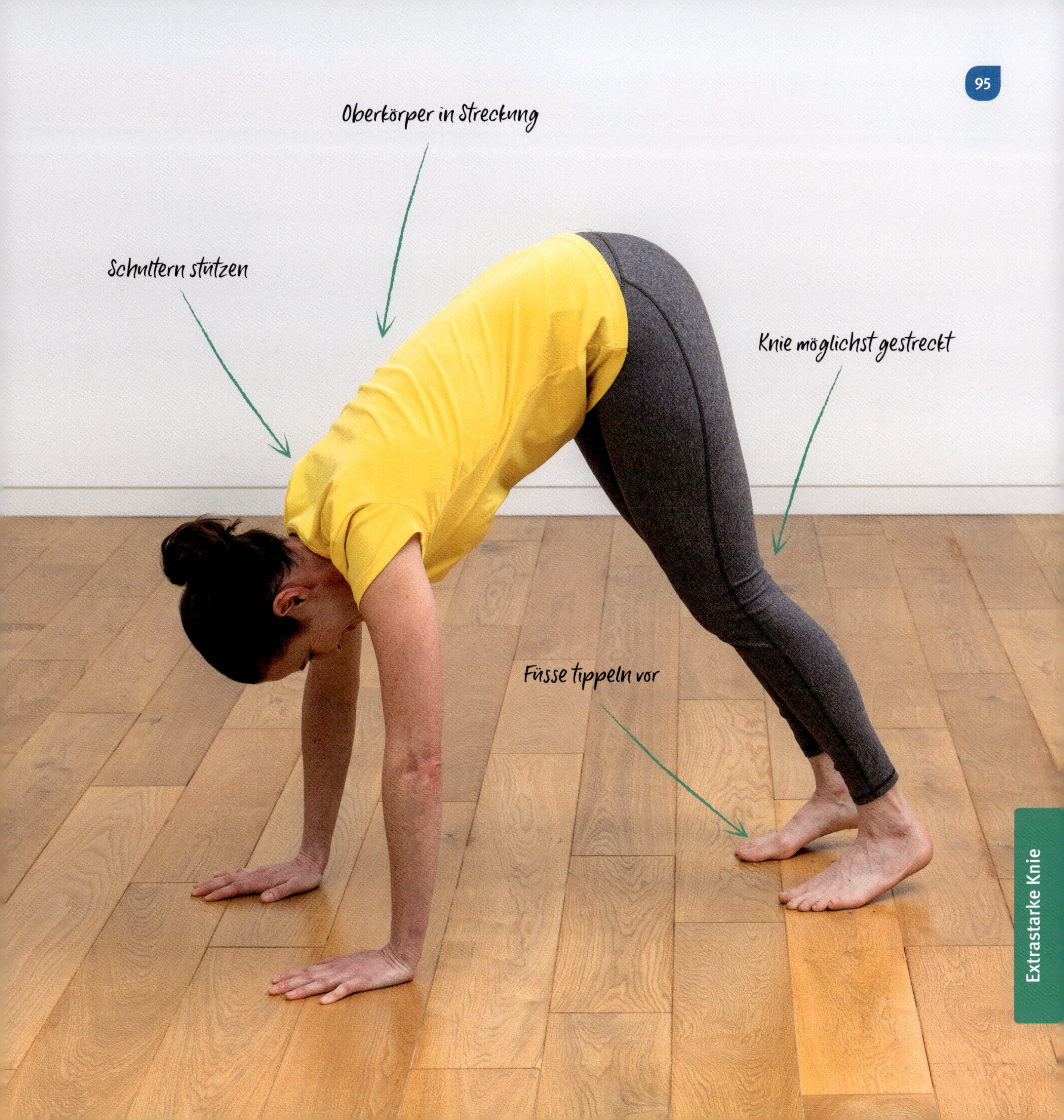
Oberkörper in Streckung
Schultern stützen
Knie möglichst gestreckt
Füsse tippeln vor

Seitenkraft

1 Begeben Sie sich in die gestreckte Seitlage. Der rechte Arm ist angewinkelt. Der Ellenbogen befindet sich unter der Schulter.

2 Heben Sie Ihr Becken an, bis Ihr Körper eine gerade Linie bildet. Achten Sie auf einen kraftvollen Kontakt Ihres rechten Armes zum Boden.

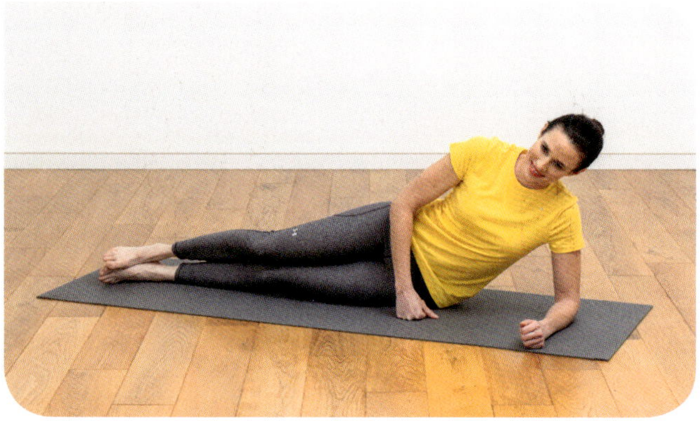

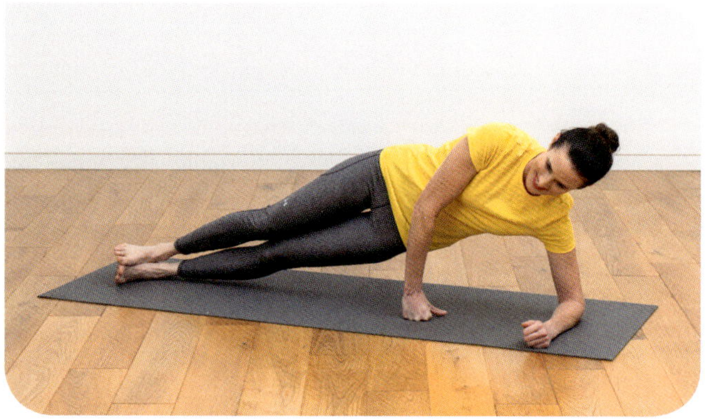

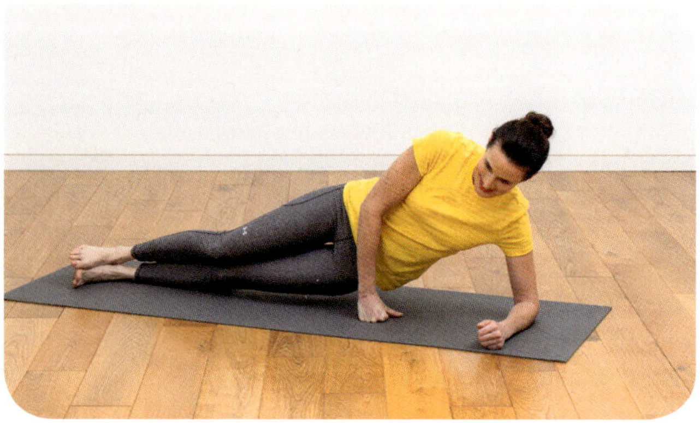

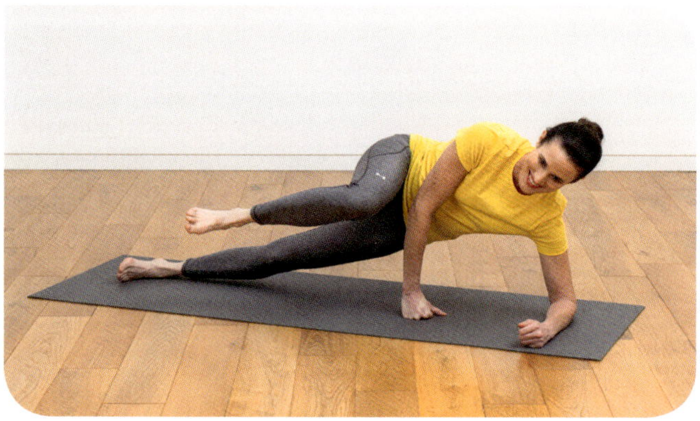

3 Senken Sie das Becken zum Boden, ohne es abzulegen. Berühren Sie lediglich ganz kurz den Boden und starten Sie dann zur nächsten Wiederholung. Üben Sie 3 × 12 Wiederholungen.

Variante: Während Sie das Becken heben, ziehen Sie das obere Bein vor den Körper. Wenn Sie das Becken wieder senken, wird das obere Bein wieder gestreckt. Versuchen Sie, beide Bewegungen gut aufeinander abzustimmen.

Rückkehr: Begeben Sie sich nach der letzten Wiederholung mit aufgestellten Füßen in Rückenlage und lockern Sie Ihre Oberschenkel.

Tipp: Unbedingt auf eine saubere Technik achten. Beenden Sie einen Übungssatz, wenn Sie anfangen zu zittern. Anfangs reichen auch 3 × 8 Wiederholungen.

Das bringt's: Die Außenseiten Ihre Knie werden stabilisiert. Der Oberkörper und die Schultern werden gekräftigt.

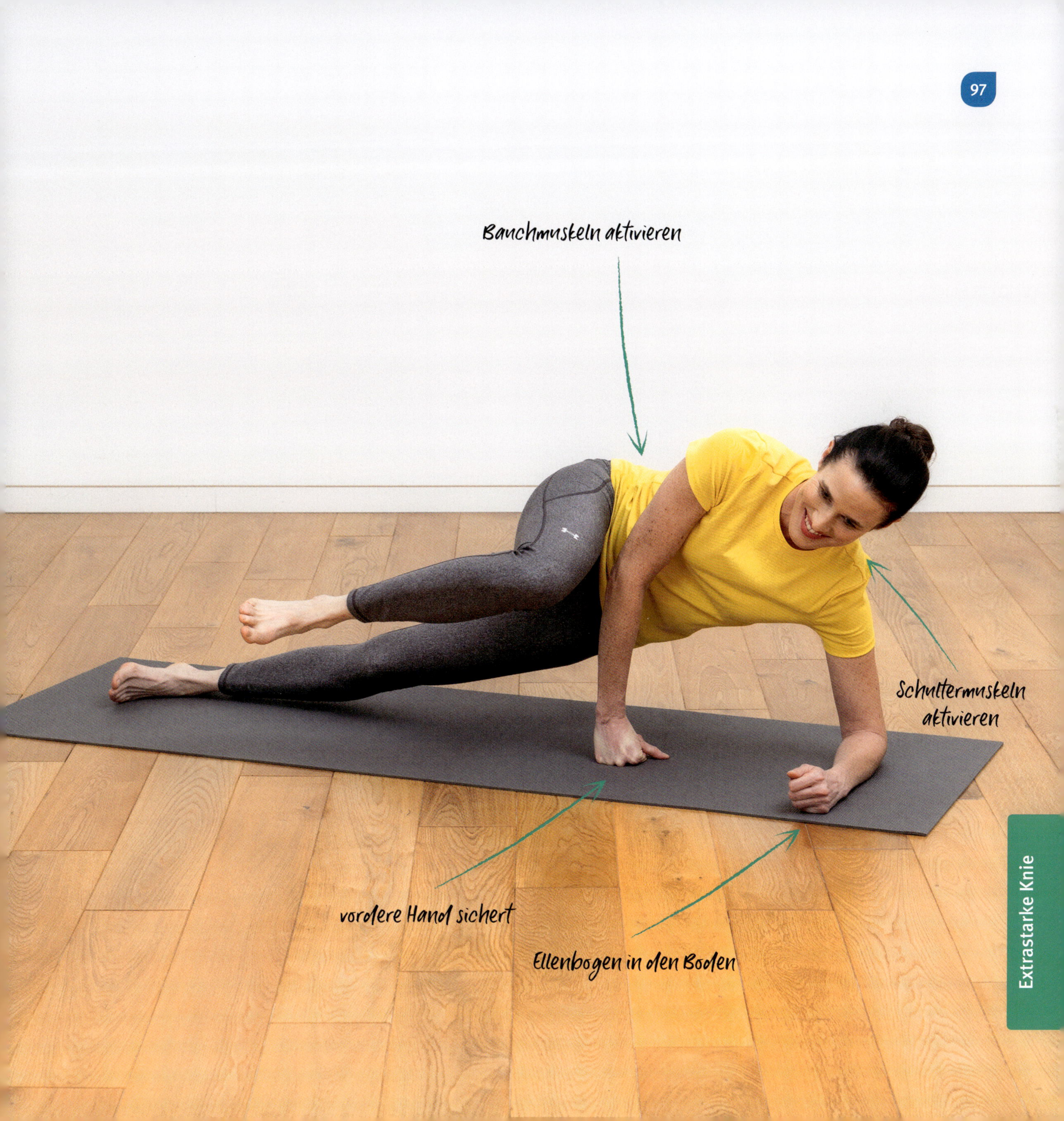
Bauchmuskeln aktivieren
Schultermuskeln aktivieren
vordere Hand sichert
Ellenbogen in den Boden

Hürdenschwung

1 Sie befinden sich im Seitsitz. Die Füße liegen auf der rechten Seite. Die linke Hand stützt auf dem Boden. Der Oberkörper ist aufgerichtet. Der Nacken gestreckt.

2 Heben Sie Ihr rechtes Bein an und führen Sie es langsam und kontrolliert nach vorne. Die linke Schulter bleibt tief und stabil. Rechte Hand ans Becken.

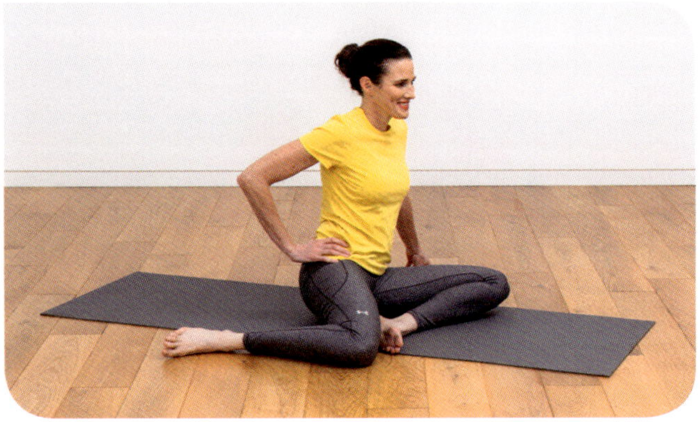

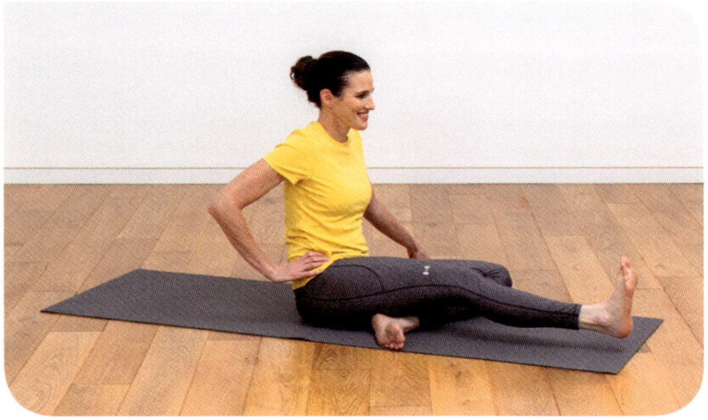

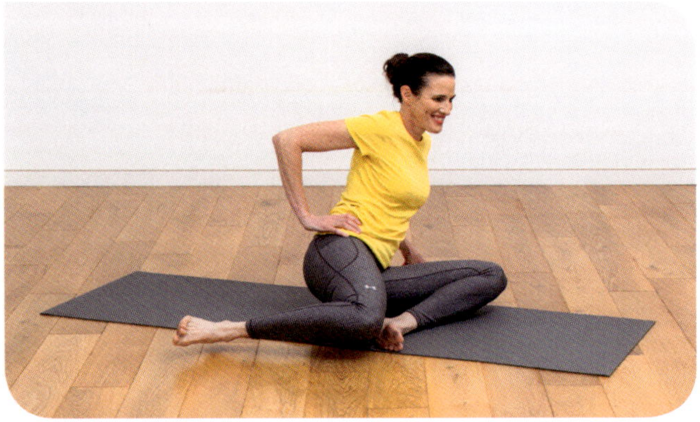

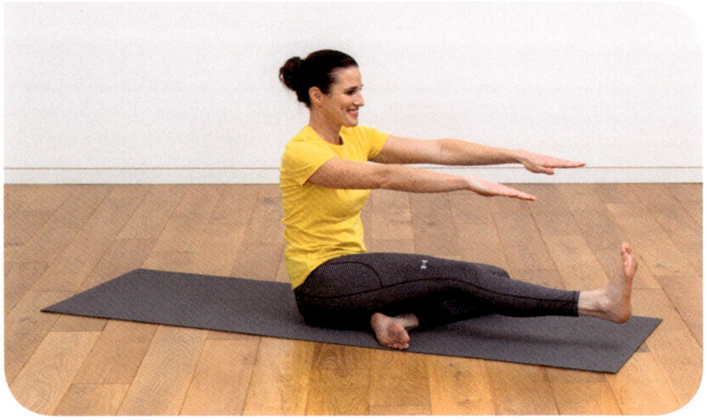

3 Führen Sie das Bein wieder zurück. Halten Sie die Grundspannung im gesamten Rumpf und atmen Sie ruhig und fließend. Üben Sie 3 × 12 Wiederholungen.

Variante: Beide Arme werden vor dem Körper auf Schulterhöhe ausgestreckt. Der Oberkörper muss jetzt sehr aktiv stabilisiert werden. Bitte achten Sie unbedingt auf gut kontrollierte Bewegungen.

Rückkehr: Sie beenden die letzte Wiederholung und setzen sich in den Langsitz. Entspannen Sie Ihre Oberschenkel durch sanfte Schüttelungen. Dann die Seite wechseln.

Tipp: Wärmen Sie sich vor dieser komplexen Übung etwas auf. Nutzen Sie dafür gerne die Übungen »Swing to win« (Seite 58) und »Knielift mit Twist« (Seite 84).

Das bringt's: Ihre Hüften und Knie werden beweglicher und die Schenkelmuskeln werden gekräftigt. Der Oberkörper muss kraftvoll unterstützen.

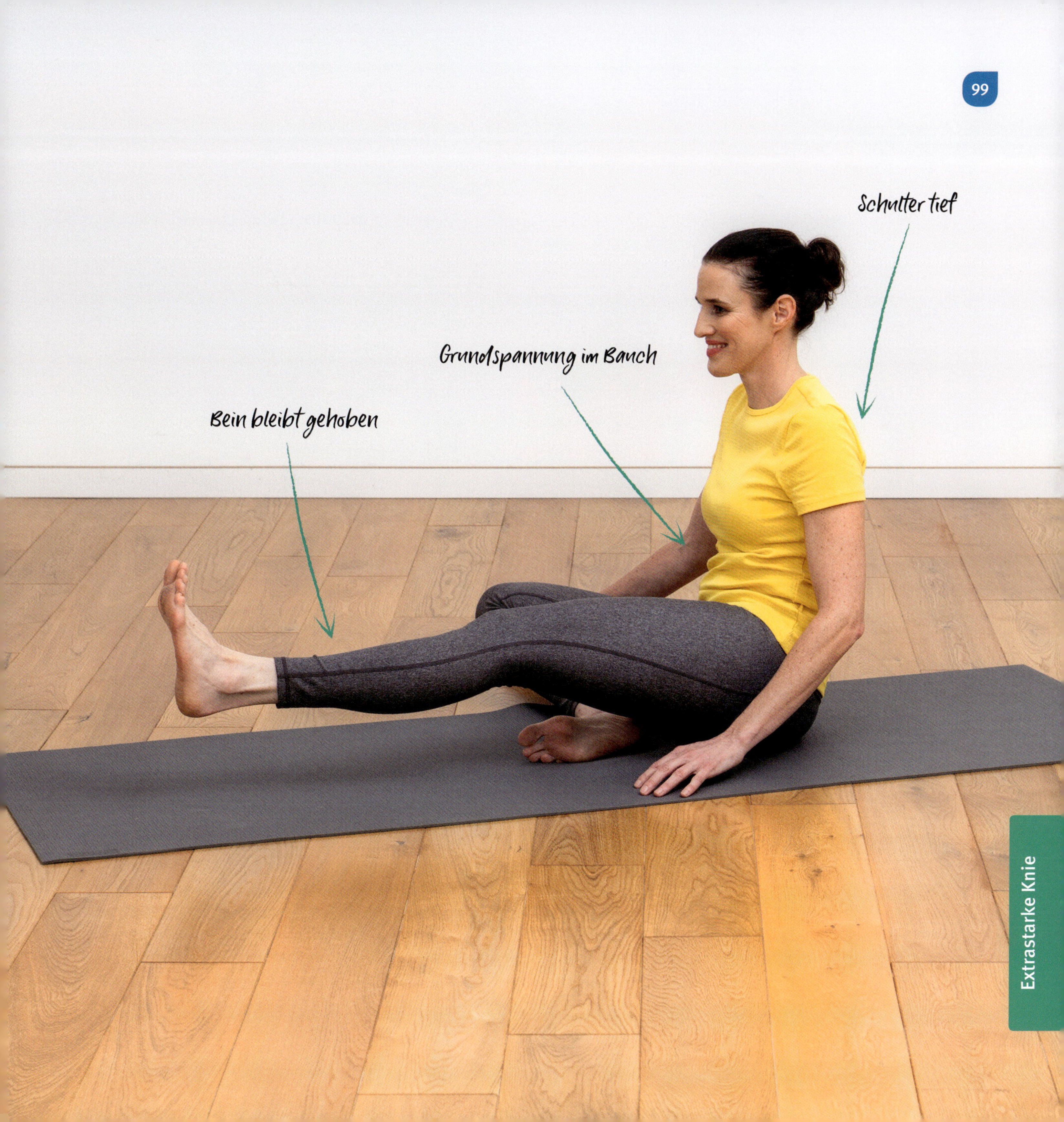
Schulter tief
Grundspannung im Bauch
Bein bleibt gehoben

Zugbrücke

1 Für diese Übung benötigen Sie einen Fitnessball. Sie liegen auf dem Rücken. Ihre Unterschenkel liegen hüftbreit auf dem Ball.

2 Heben Sie Ihr Becken an. Schultern, Hüften und Füße bilden eine gerade Linie. Beugen Sie Ihre Knie an und ziehen Sie den Fitnessball so an den Körper heran.

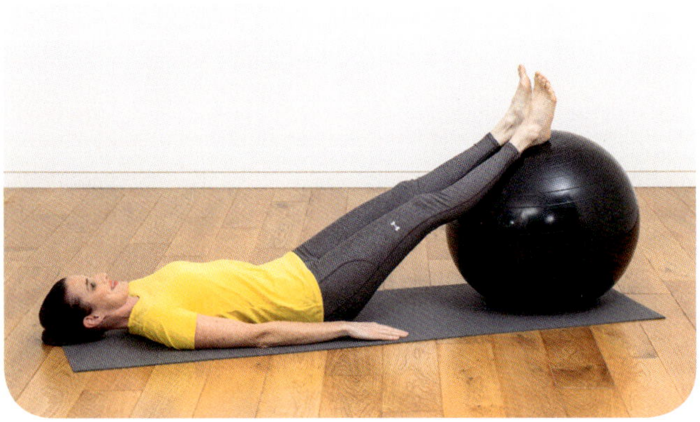

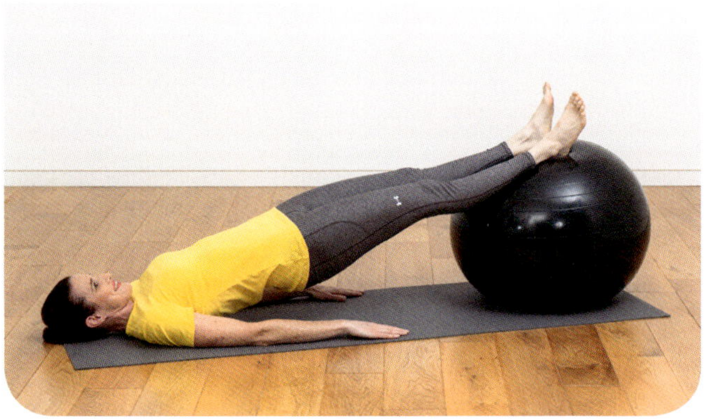

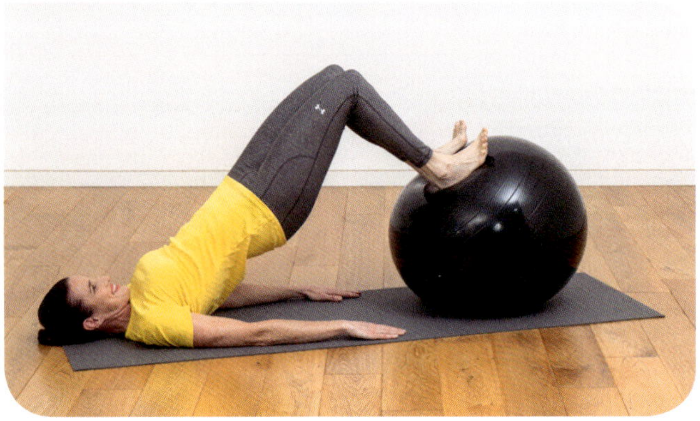

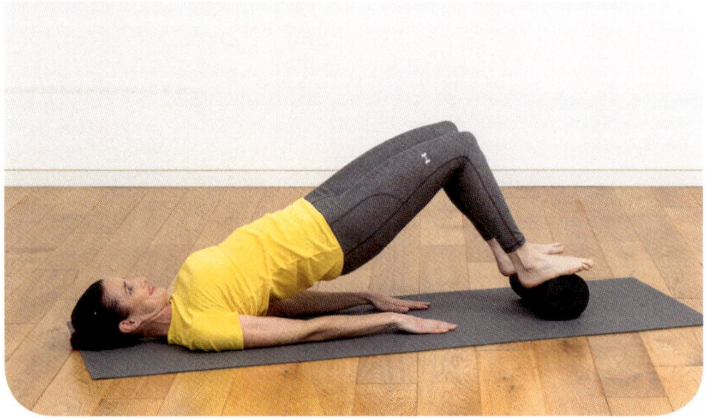

3 Strecken Sie die Beine sehr langsam wieder aus. Trainieren Sie im ruhigen Atemfluss. Üben Sie 3 × 12 Wiederholungen.

Variante: Steht Ihnen kein Ball zur Verfügung, können Sie eine normale Schulterbrücke durchführen. Dabei können Sie Ihre Füße auf eine Faszienrolle stellen oder auch einbeinig trainieren, um den Schwierigkeitsgrad zu erhöhen.

Rückkehr: Legen Sie das Gesäß auf dem Boden ab und führen Sie den Ball an den Körper heran. Entspannen Sie für einen Moment Ihre Oberschenkel und den unteren Rücken.

Tipp: Ziehen Sie den Ball nicht zu fest an den Körper. Wenn ein Krampf im hinteren Schenkel auftritt, waren Sie zu ehrgeizig. Machen Sie die Bewegung kleiner.

Das bringt's: Unterer Rücken, Gesäß und hintere Schenkelmuskulatur werden gestärkt. Die vorderen Kreuzbänder werden entlastet.

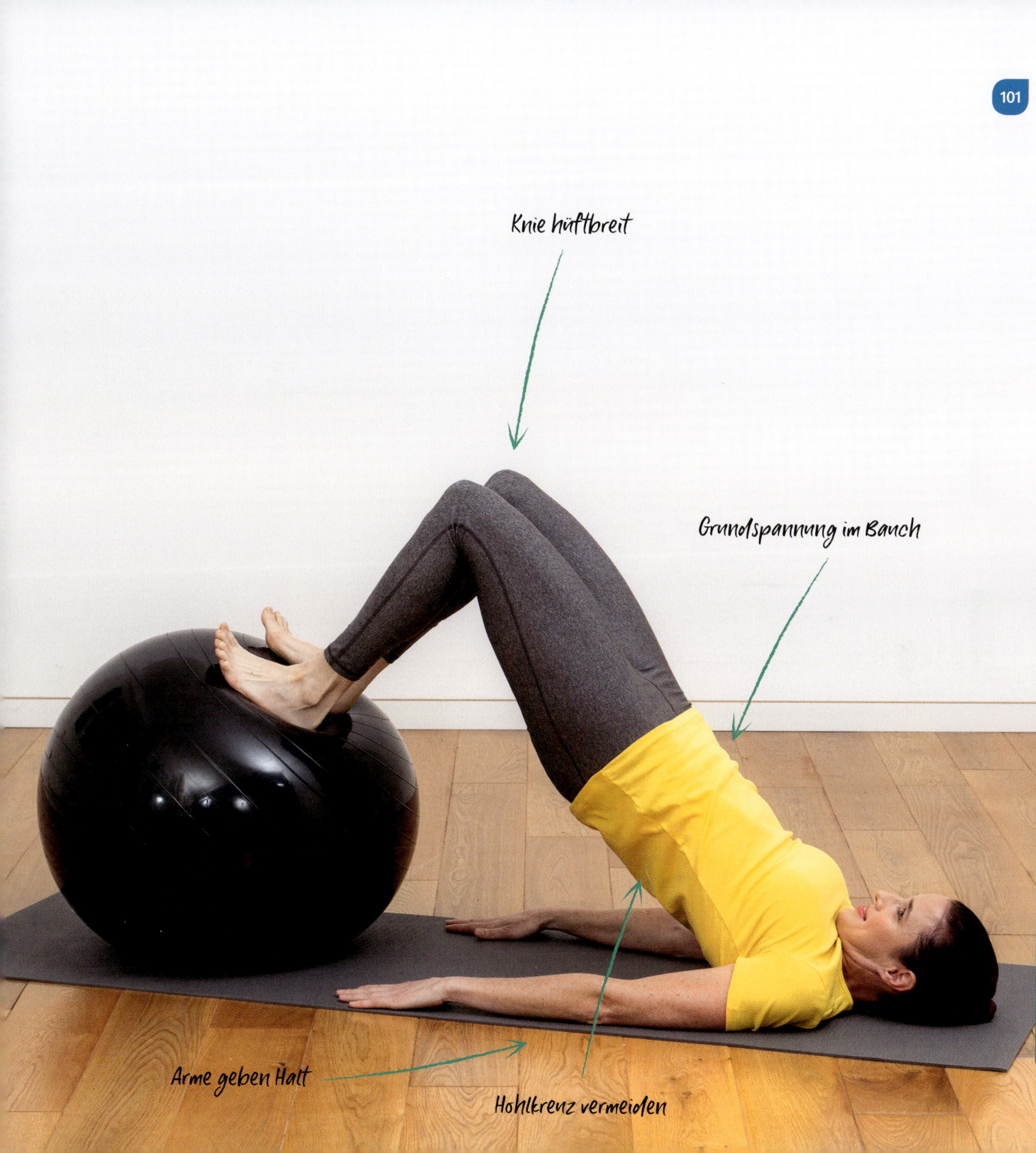
Knie hüftbreit
Grundspannung im Bauch
Arme geben Halt
Hohlkreuz vermeiden

Notfallprogramm für schmerzende Knie

Wenn die Knie schmerzen, benötigen sie unsere Hilfe! Nutzen Sie das Programm, um sich aus der Schmerzfalle zu befreien und so schnell wie möglich wieder in Sport und Alltag zurückzukehren.

Knieschmerz kann unterschiedlichste Ursachen haben. Tritt er im Rahmen einer Verletzung auf, sollte ärztliche Diagnostik erfolgen, um das Ausmaß des Schadens zu beurteilen und weitere Maßnahmen abzustimmen. Schmerz kann auch als Begleiterscheinung von Überlastungen auftreten. Die können ein Hinweis auf falsch dosiertes Training oder einen stark vorangeschrittenen Gelenkverschleiß geben. Wenn der Schmerz mit einer Schwellung und Überwärmung des Gelenks einhergeht, spricht das für eine Entzündung.

Unabhängig davon, welche Ursache der Knieschmerz hat, sollten Sie ihn immer als wichtiges Signal werten. Er ist die nachdrücklichste Form, in der unser Körper mitteilen kann, dass etwas nicht stimmt. An dieser Stelle möchte ich Ihnen zeigen, wie Sie mit dieser unbeliebten, aber wichtigen Nachricht umgehen können. Nutzen Sie die folgenden Maßnahmen, um wieder auf die Beine zu kommen.

Durch Hochlagern kann die gestaute Flüssigkeit abfließen.

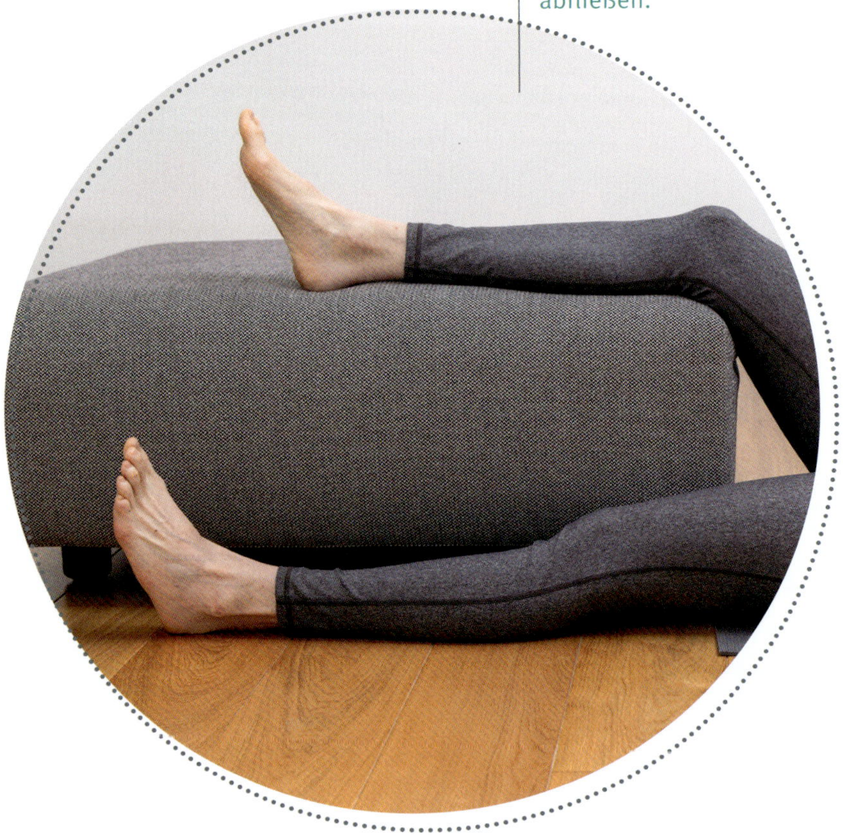

Entlasten

Reduzieren oder unterbrechen Sie die schmerzauslösende Belastung mindestens so lange, bis in Ruhe keine Schmerzen mehr auftreten. Für die Phase der Schonung gilt: so lange wie nötig, so kurz wie möglich. Sobald schmerzfreie Bewegungen wieder möglich sind, sollten diese genutzt werden, um den Körper in seiner Heilung zu unterstützen.

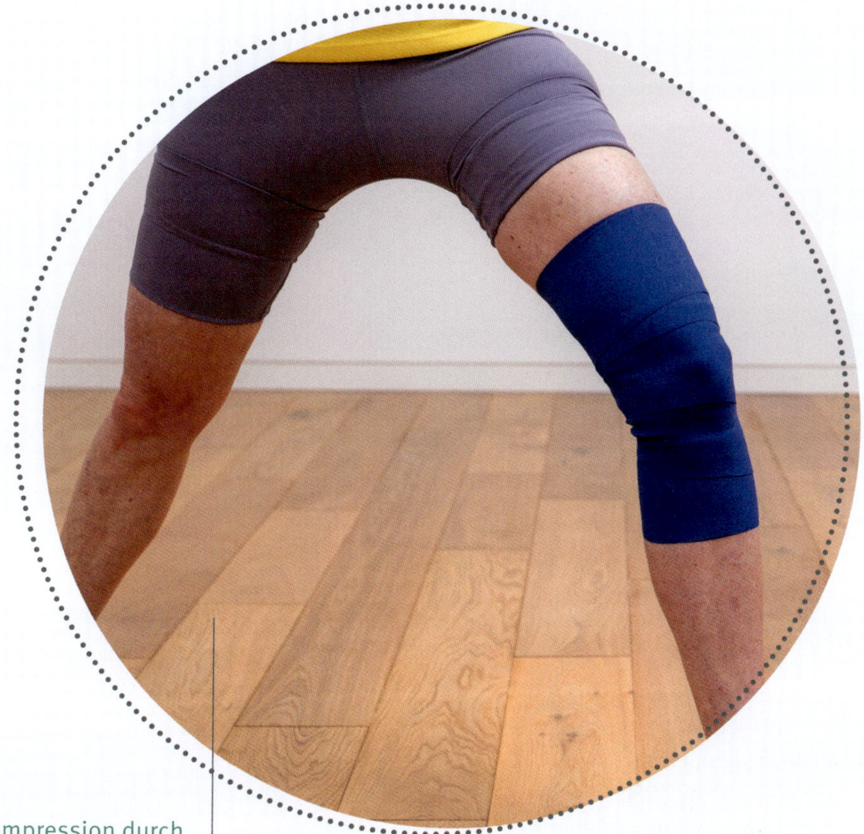

Kompression durch einen elastischen Verband verhindert Schwellung.

Hochlagern

Wenn der Schmerz mit einer Schwellung des Knies einhergeht, können Sie das Bein hochlagern. Am besten so, dass es sich über Herzhöhe befindet. So kann die Flüssigkeit aus dem geschwollenen Gebiet besser abfließen. Wenn es keine zusätzlichen Schmerzen bereitet, können Sie den Fuß strecken und anziehen, um einen Pumpeffekt zu erzeugen.

Kompression

Ein elastischer Verband, der einen sanften Druck auf das betroffene Gebiet ausübt, kann in der akuten Phase helfen. Er verhindert, dass die Schwellung unnötig groß wird. Achten Sie darauf, dass der Verband nicht zu fest angelegt ist. Er soll angenehmen Druck ausüben, aber keinesfalls abschnüren.

Wiedereinstieg

Nach dem aktuellen Wissensstand sollte die Pause während eines Schmerzereignisses so kurz wie möglich gehalten werden. Achten Sie bei der Rückkehr in die Bewegungen auf die Signale Ihres Körpers. Der weiß am besten, was wieder möglich ist, und wird sich durch Schmerz oder Ermüdungszeichen mitteilen. Rauben Sie ihm nicht seine Stimme durch den unnötigen oder übertriebenen Einsatz von Schmerzmitteln. Steigen Sie sanft wieder ein und steigern Sie die Belastungen da, wo es möglich ist.

Entspannung für gestresste Knie

Nach großen Leistungen freuen sich Ihre Knie über eine wohlverdiente Belohnung! Gönnen Sie ihnen ein wohltuendes Entspannungsprogramm.

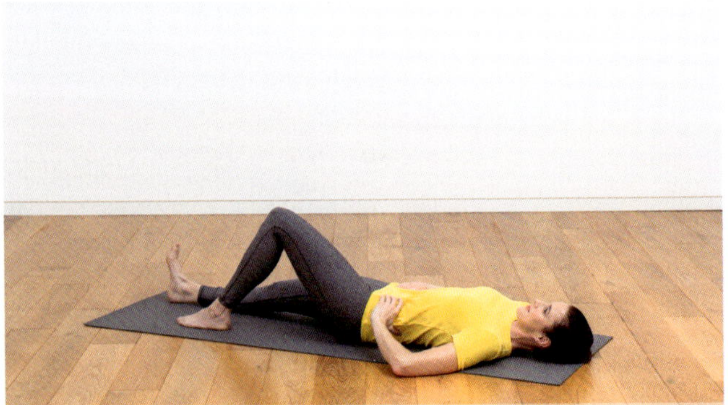
1 Morgenanzug (Seite 26)

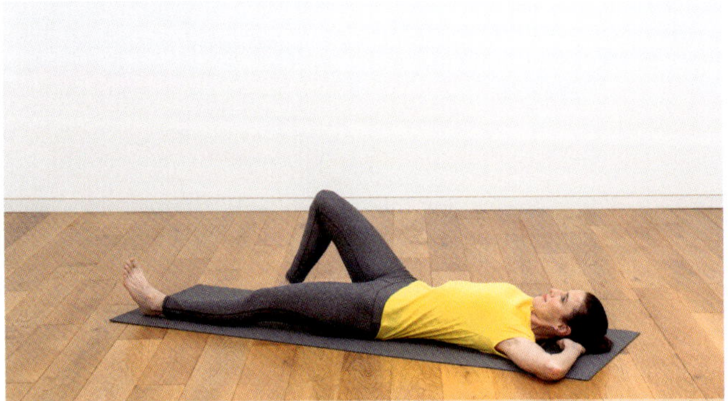
2 Einseitiger Rückenschwimmer (Seite 28)

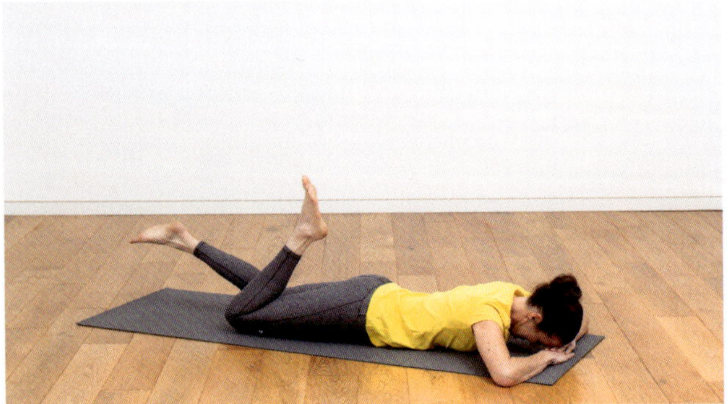
3 Get your kicks (Seite 40)

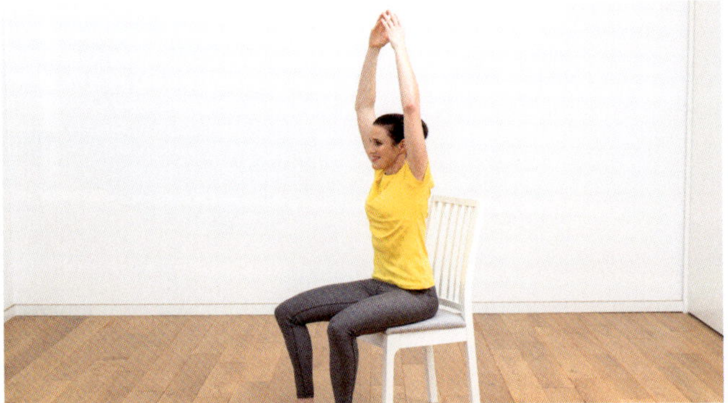
4 Ein und aus (Seite 64)

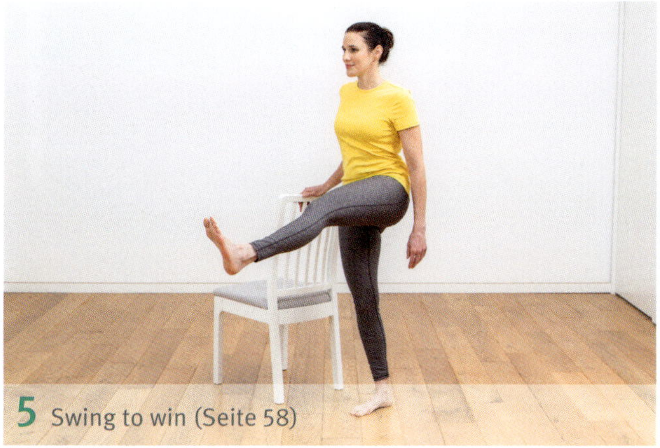
5 Swing to win (Seite 58)

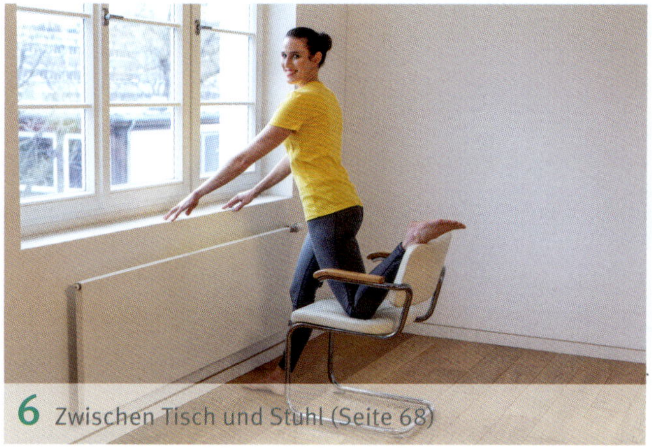
6 Zwischen Tisch und Stuhl (Seite 68)

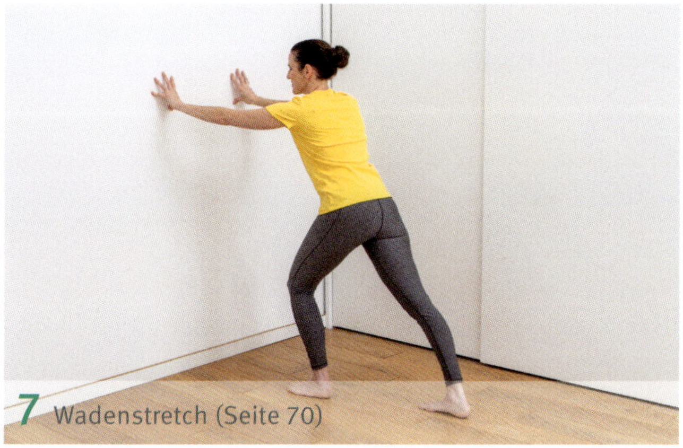
7 Wadenstretch (Seite 70)

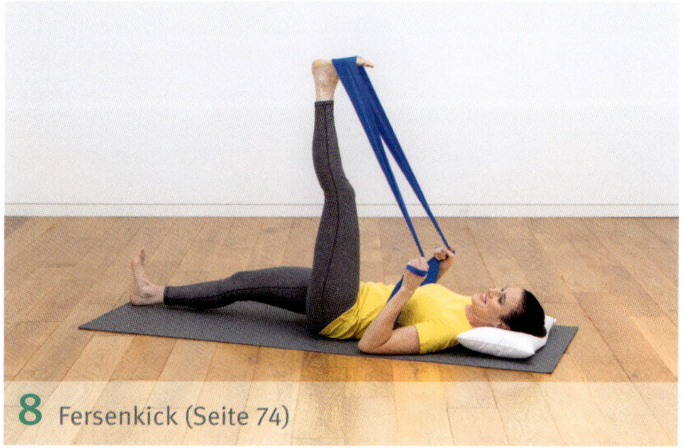
8 Fersenkick (Seite 74)

Unerschütterliche Knie

Wenn es regelmäßig über Stock und Stein geht oder schnelle Richtungswechsel zu Ihrem sportlichen Alltag gehören, können Sie mit Flow alles tun, um Ihre Knie in zwei unerschütterliche Kraftpakete zu verwandeln.

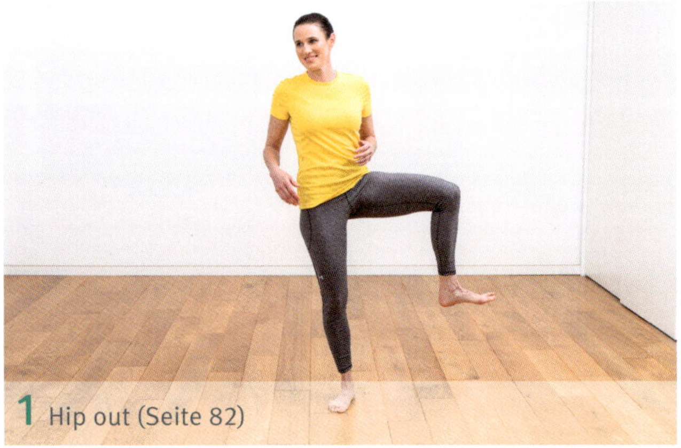

1 Hip out (Seite 82)

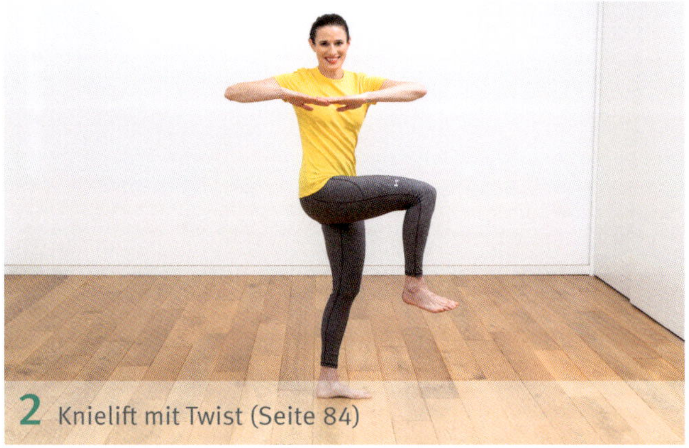

2 Knielift mit Twist (Seite 84)

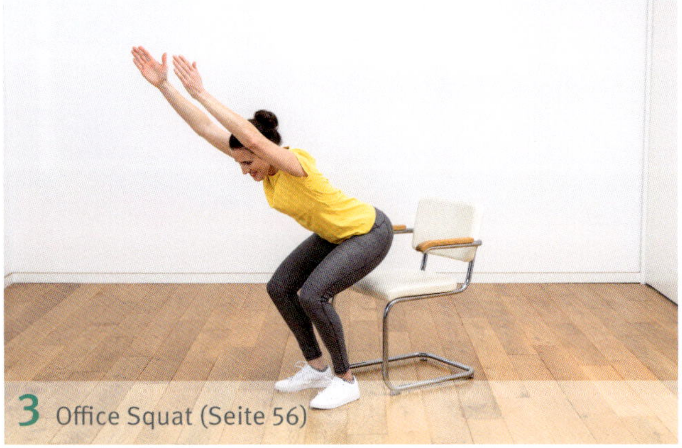

3 Office Squat (Seite 56)

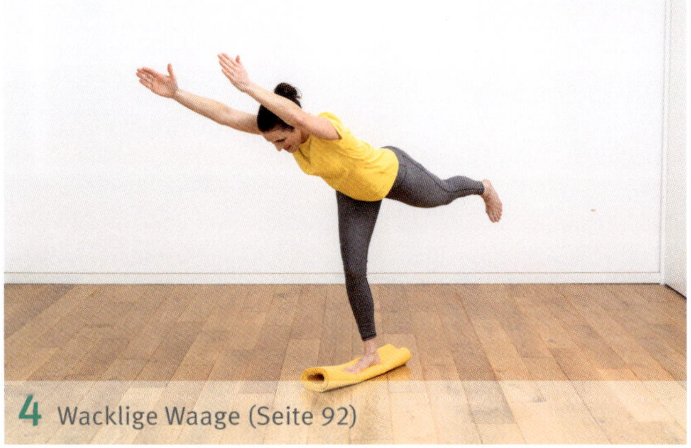

4 Wacklige Waage (Seite 92)

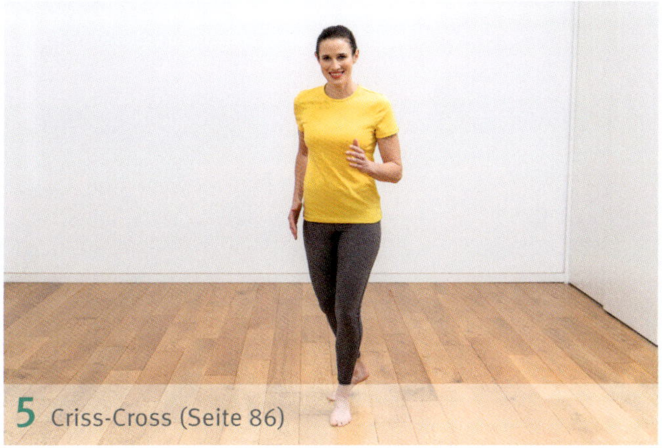
5 Criss-Cross (Seite 86)

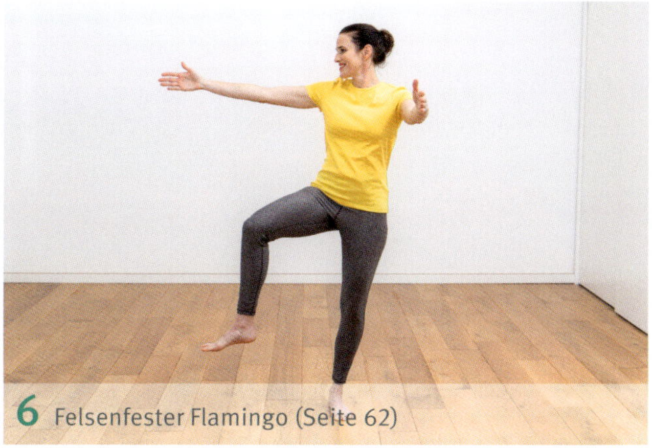
6 Felsenfester Flamingo (Seite 62)

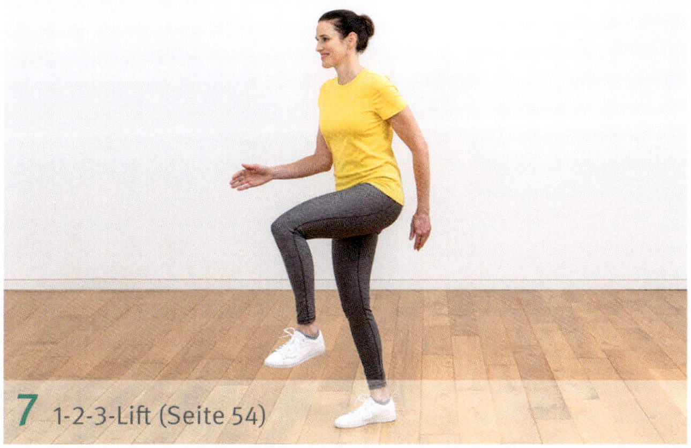
7 1-2-3-Lift (Seite 54)

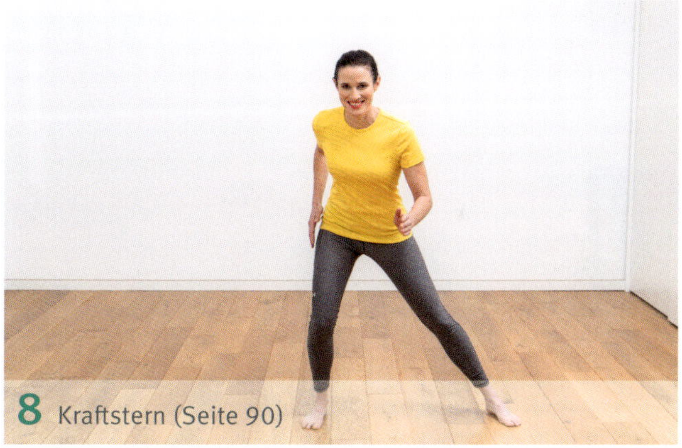
8 Kraftstern (Seite 90)

Übungen beim Läuferknie

Wenn es an der Außenseite zwickt und das Lauftraining leidet, wird es Zeit für ein Grundlagenprogramm, das Laufen wieder zu einem Hochgenuss werden lässt. Mit diesen Übungen bringen Sie Ihre Beine wieder in Bestform!

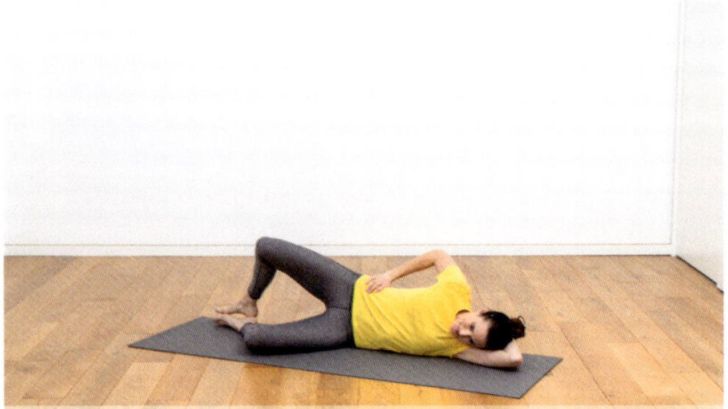

1 Morgenmuschel (Seite 36)

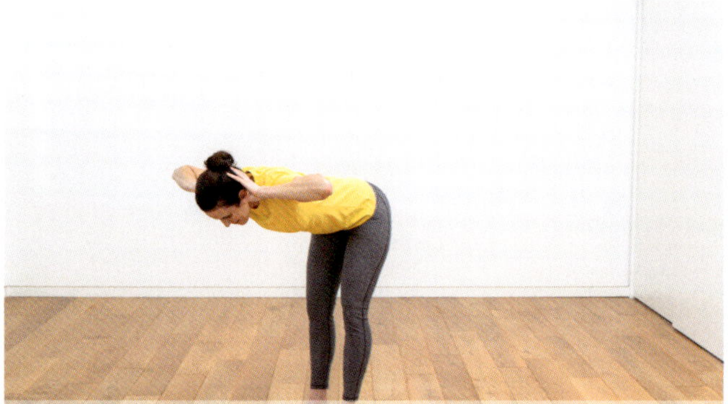

2 Guten Morgen (Seite 48)

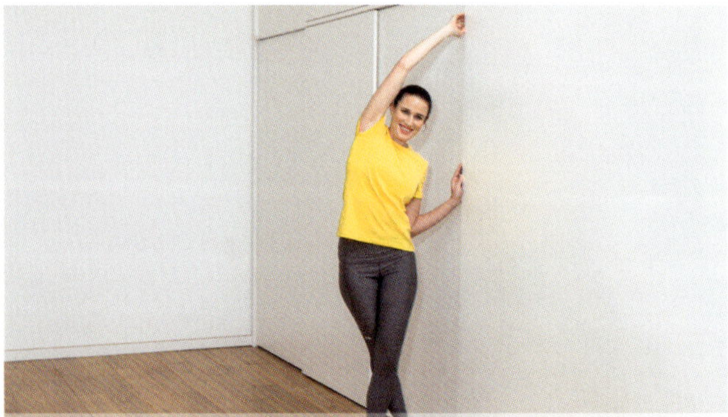

3 Türtornado (Seite 66)

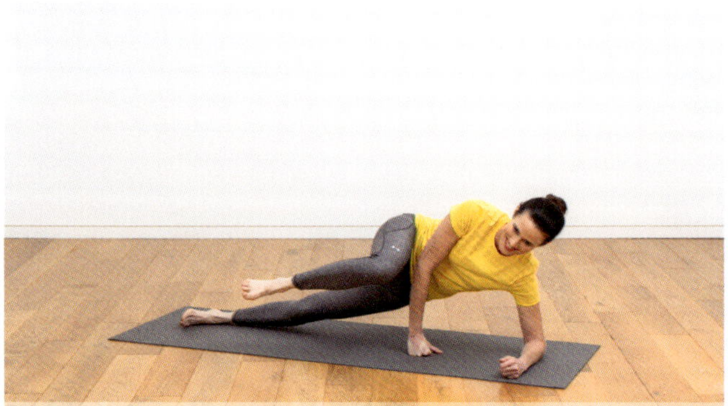

4 Seitenkraft (Seite 96)

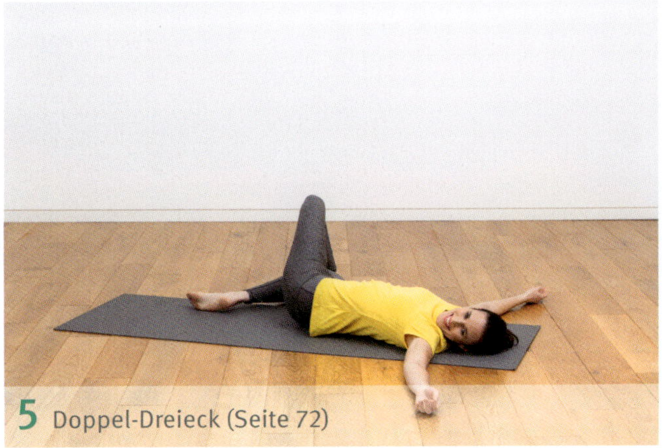
5 Doppel-Dreieck (Seite 72)

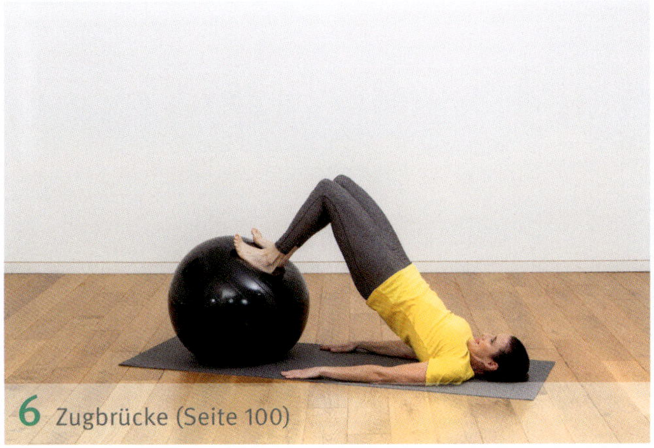
6 Zugbrücke (Seite 100)

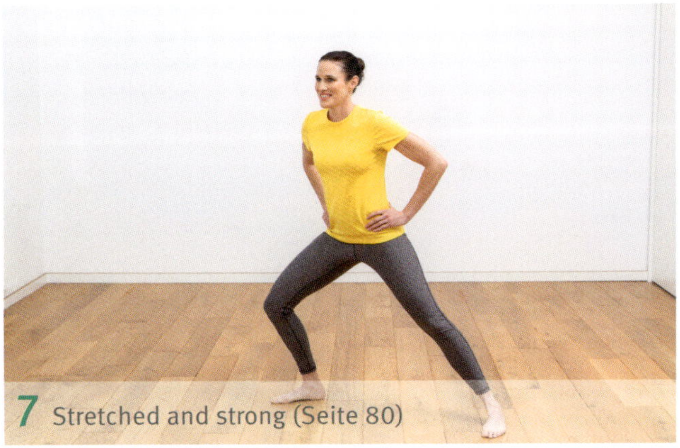
7 Stretched and strong (Seite 80)

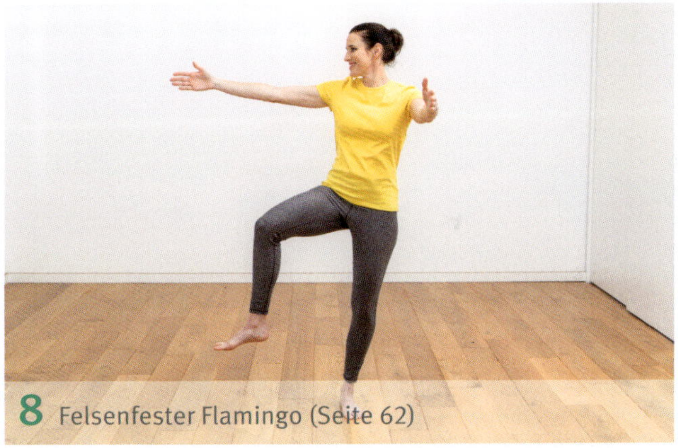
8 Felsenfester Flamingo (Seite 62)

Kniescheibenschmerz

Wenn es unter Belastungen um die Kniescheibe schmerzt, benötigt sie Freiheit und Führung zugleich! Lenken Sie die Kniekräfte wieder in gesunde Bahnen und freuen Sie sich auf belastbare Knie.

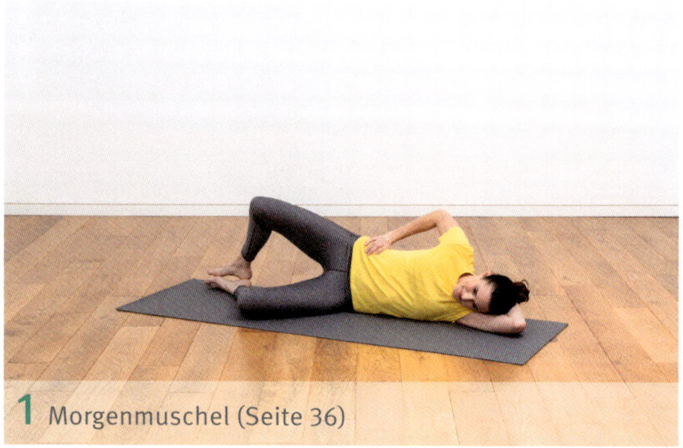

1 Morgenmuschel (Seite 36)

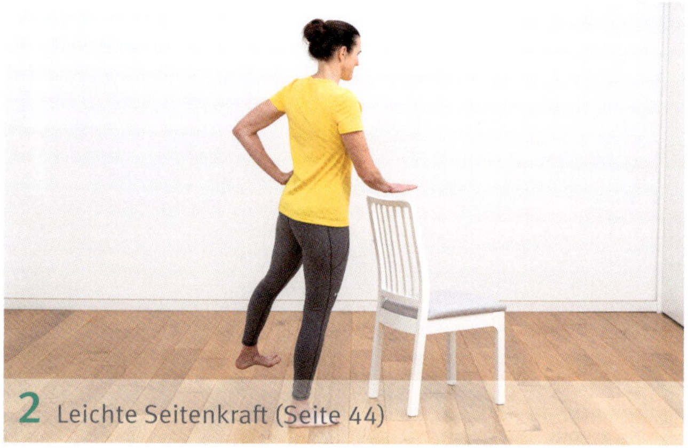

2 Leichte Seitenkraft (Seite 44)

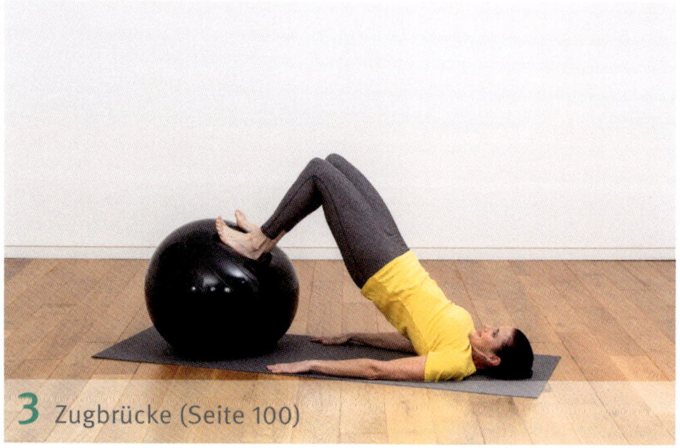

3 Zugbrücke (Seite 100)

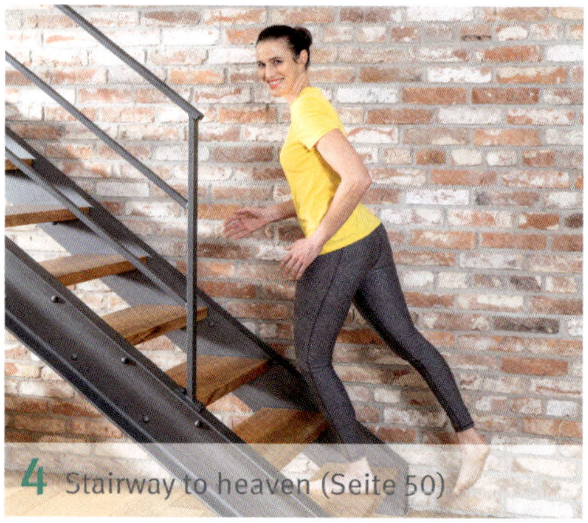

4 Stairway to heaven (Seite 50)

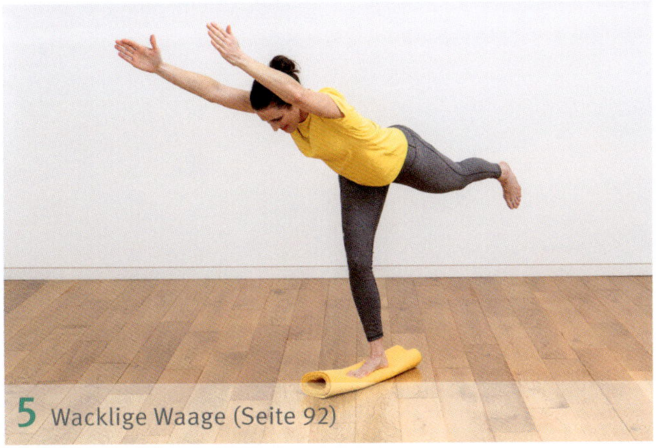

5 Wacklige Waage (Seite 92)

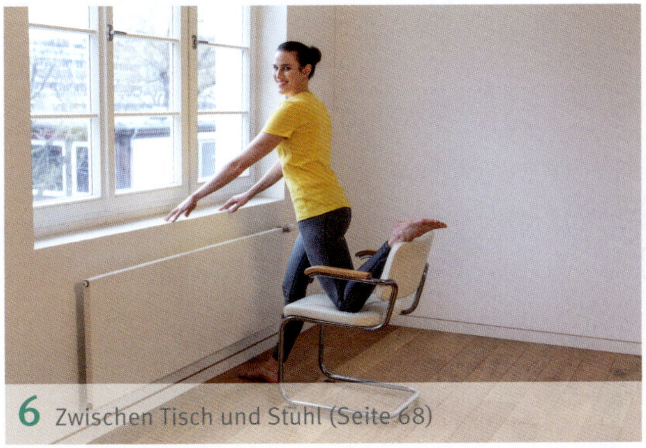

6 Zwischen Tisch und Stuhl (Seite 68)

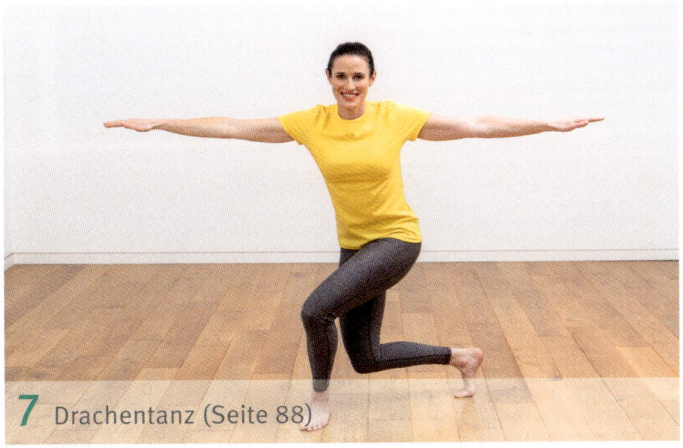

7 Drachentanz (Seite 88)

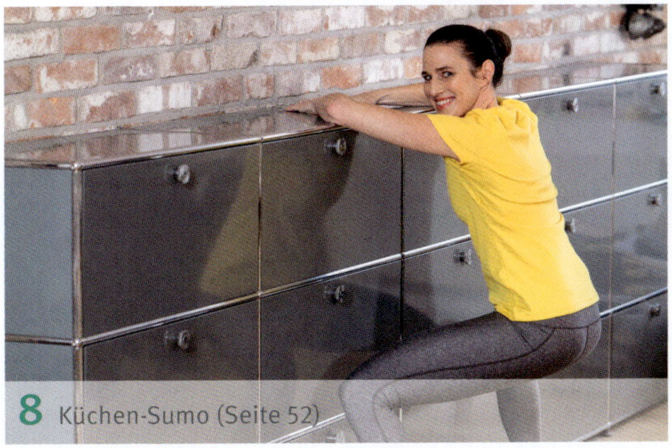

8 Küchen-Sumo (Seite 52)

Gesunde Beinachsen

Sie sind die wichtigste Grundlage für ein gesundes Training und eine verletzungsfreie Sportkarriere und sollten, wie das Zähneputzen, zur regelmäßigen Routine aller verantwortungsbewussten Athleten gehören.

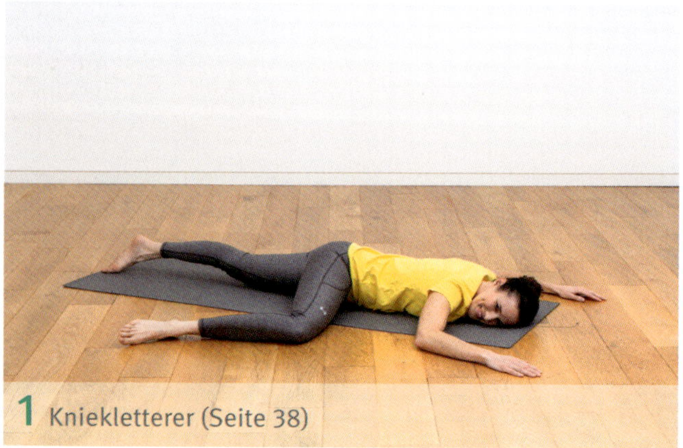
1 Kniekletterer (Seite 38)

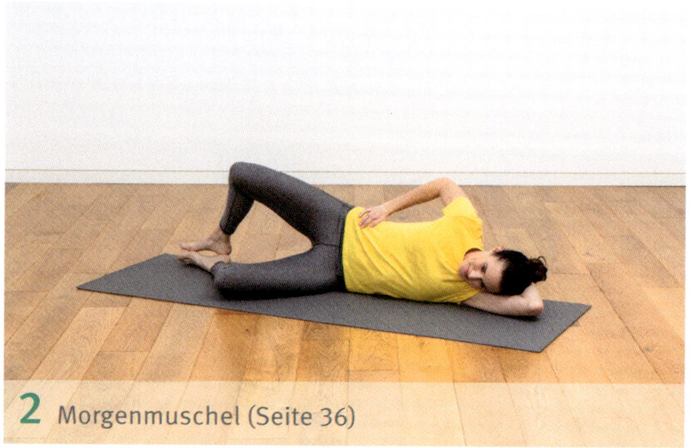
2 Morgenmuschel (Seite 36)

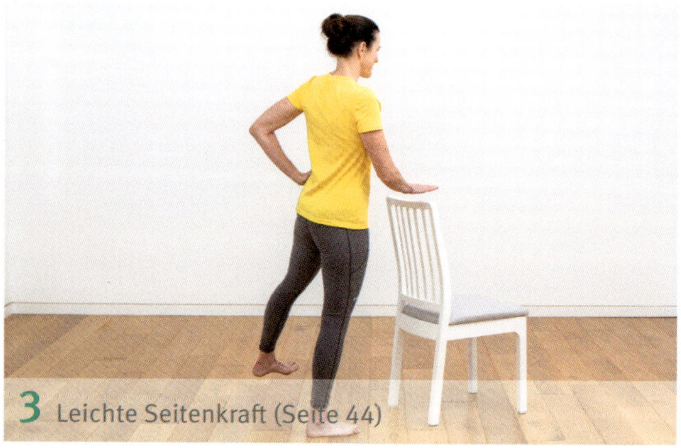
3 Leichte Seitenkraft (Seite 44)

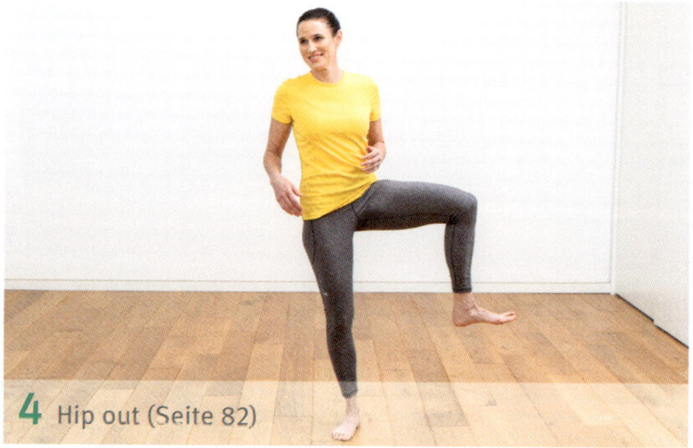
4 Hip out (Seite 82)

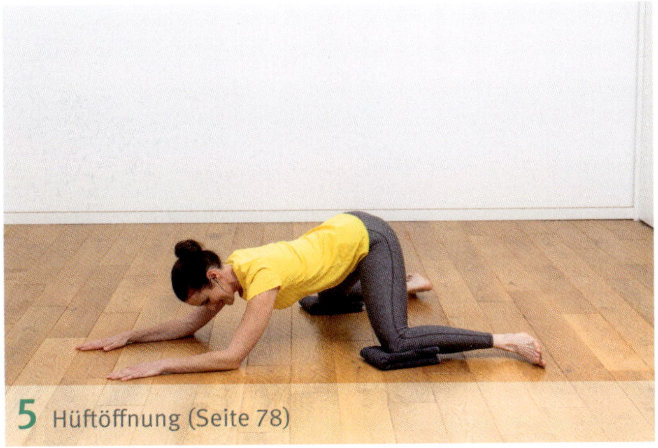

5 Hüftöffnung (Seite 78)

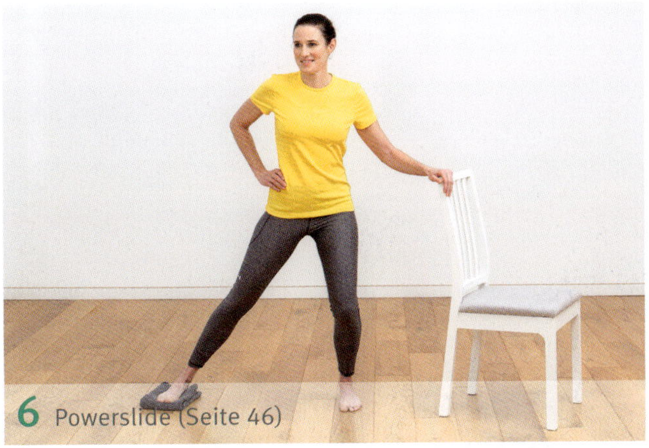

6 Powerslide (Seite 46)

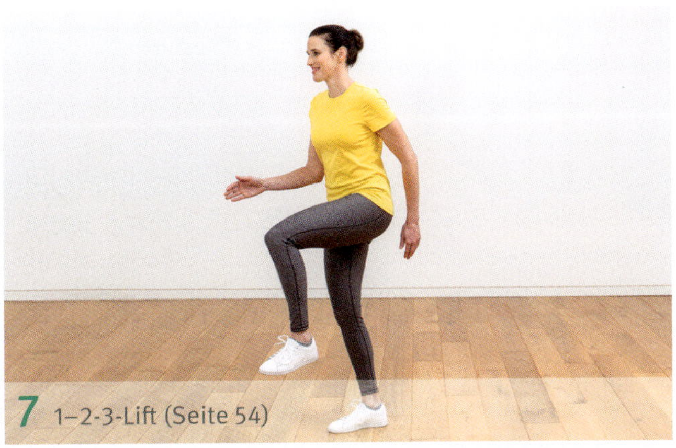

7 1–2-3-Lift (Seite 54)

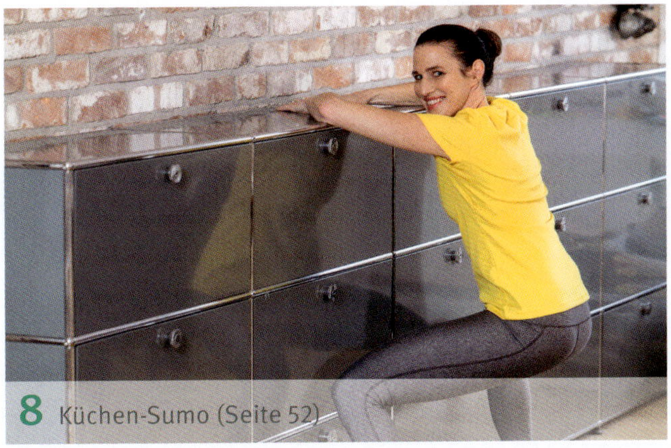

8 Küchen-Sumo (Seite 52)

Stichwortverzeichnis

Bibliografische Information der Deutschen Nationalbibliothek
Die Deutsche Nationalbibliothek verzeichnet diese Publikation in der Deutschen Nationalbibliografie; detaillierte bibliografische Daten sind im Internet über http://dnb.d-nb.de abrufbar.

Programmplanung: Celestina Filbrandt
Projektmanagement: Manuela Hunfeld
Redaktion: Magdalena Kieser
Bildredaktion: Christoph Frick, Marie Crämer

Covergestaltung: © Thieme
Umschlaggestaltung und Layout:
CYCLUS · Visuelle Kommunikation, Stuttgart

Bildnachweis:
Cover und Bild S. 3: © Thieme/Simone Schneider
Fotos im Innenteil:
Autorenfoto und People-Fotos: © H. Münch/Thieme

Die abgebildeten Personen haben in keiner Weise etwas mit dem Thema zu tun.

1. Auflage 2023

TRIAS Verlag in Georg Thieme Verlag KG
Rüdigerstraße 14, 70469 Stuttgart, Germany
www.trias-verlag.de

Printed in Germany

Satz und Repro: Fotosatz Buck, Kumhausen
Druck: AZ Druck und Datentechnik, Kempten

Gedruckt auf chlorfrei gebleichtem Papier

ISBN 978-3-432-11697-6

1 2 3 4 5 6

Auch erhältlich als E-Book:
eISBN (ePub) 978-3-432-11698-3

Wichtiger Hinweis: Wie jede Wissenschaft ist die Medizin ständigen Entwicklungen unterworfen. Forschung und klinische Erfahrung erweitern unsere Erkenntnisse. Ganz besonders gilt das für die Behandlung und die medikamentöse Therapie. Bei allen in diesem Werk erwähnten Dosierungen oder Applikationen, bei Rezepten und Übungsanleitungen, bei Empfehlungen und Tipps dürfen Sie darauf vertrauen: Autoren, Herausgeber und Verlag haben große Sorgfalt darauf verwandt, dass diese Angaben dem Wissensstand bei Fertigstellung des Werkes entsprechen. Rezepte werden gekocht und ausprobiert. Übungen und Übungsreihen haben sich in der Praxis erfolgreich bewährt.

Eine Garantie kann jedoch nicht übernommen werden. Eine Haftung des Autors, des Verlags oder seiner Beauftragten für Personen-, Sach- oder Vermögensschäden ist ausgeschlossen.

Marken, geschäftliche Bezeichnungen oder Handelsnamen werden nicht in jedem Fall besonders kenntlich gemacht. Aus dem Fehlen eines solchen Hinweises kann nicht geschlossen werden, dass es sich um einen freien Handelsnamen handelt.

Wo datenschutzrechtlich erforderlich, wurden die Namen und weitere Daten von Personen redaktionell verändert (Tarnnamen). Dies ist grundsätzlich der Fall bei Patienten, ihren Angehörigen und Freunden, z. T. auch bei weiteren Personen, die z. B. in die Behandlung von Patienten eingebunden sind.

Thieme nennt Autorinnen und Autoren konkrete Beispiele, wie sich die Gleichstellung von Frauen und Männern sprachlich darstellen lässt. Wo im Text (z. B. aus Gründen der Lesbarkeit) nur das generische Maskulinum verwendet wird, sind alle Geschlechter gleichermaßen gemeint.

Mehr von **Arndt Fengler**

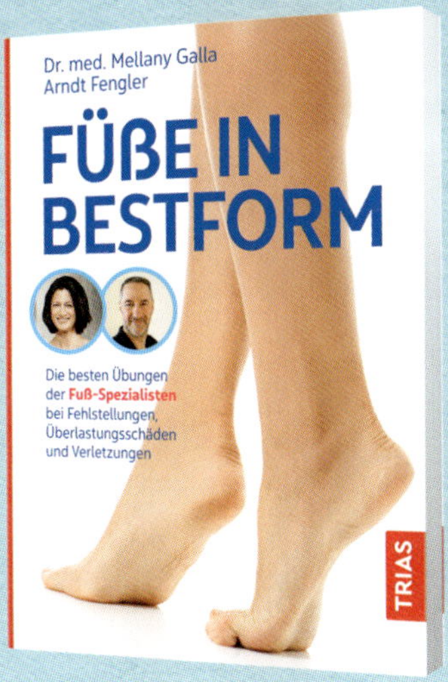

Galla/Fengler
Füße in Bestform
ISBN 978-3-432-11116-2

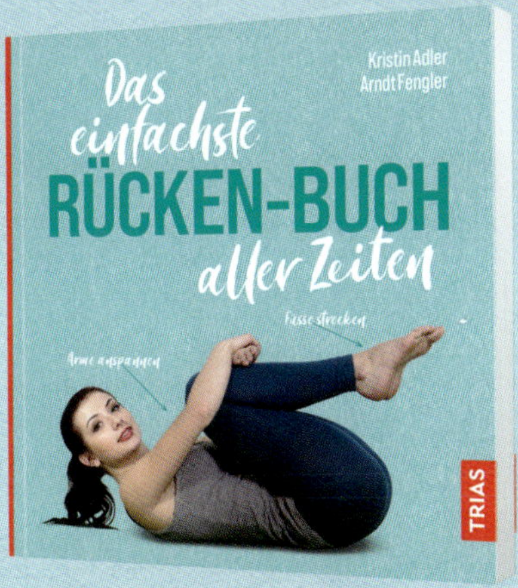

Adler/Fengler
Das einfachste Rücken-Buch aller Zeiten
ISBN 978-3-432-11344-9

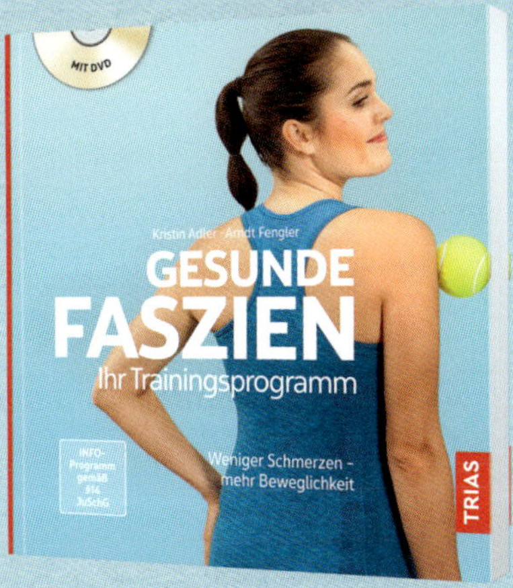

Adler/Fengler
Gesunde Faszien. Ihr Trainingsprogramm
ISBN 978-3-432-10074-6

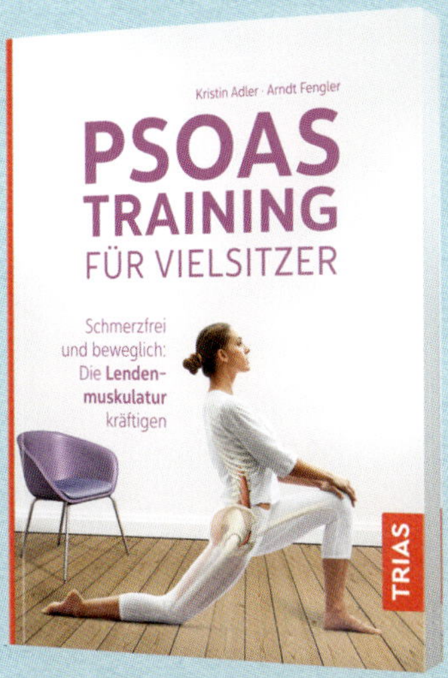

Adler/Fengler
Psoas-Training für Vielsitzer
ISBN 978-3-432-10666-3

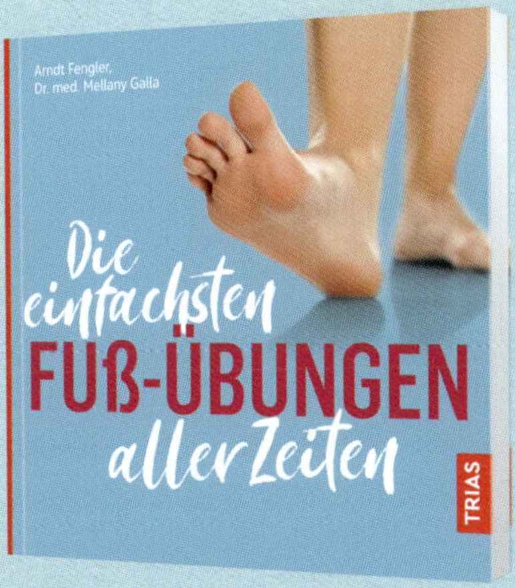

Fengler/Galla
Die einfachsten Fuß-Übungen aller Zeiten
ISBN 978-3-432-11346-3

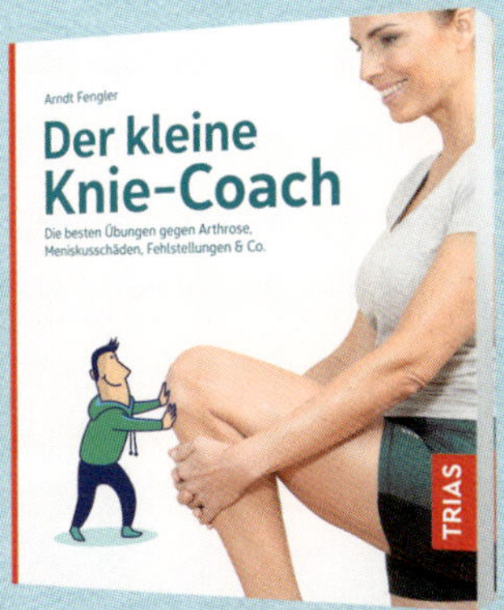

Fengler
Der kleine Knie-Coach
ISBN 978-3-432-11381-4

Bequem bestellen über
www.trias-verlag.de
versandkostenfrei innerhalb Deutschlands